Jan Dreher

Psychopharmakotherapie griffbereit

2. Auflage

Jan Dreher

Psychopharmakotherapie griffbereit

Medikamente, psychoaktive Genussmittel und Drogen

2., vollständig aktualisierte und erweiterte Auflage

Mit 10 Abbildungen und 15 Tabellen

Schattauer

Dr. med. Jan Dreher
Facharzt für Psychiatrie und Psychotherapie
Chefarzt der Klinik Königshof
Am Dreifaltigkeitskloster 16, 47807 Krefeld
psychopharmakologie@icloud.com

Bibliografische Information der Deutschen Nationalbibliothek
Die Deutsche Nationalbibliothek verzeichnet diese Publikation in der Deutschen Nationalbibliografie; detaillierte bibliografische Daten sind im Internet über http://dnb.d-nb.de abrufbar.

Besonderer Hinweis:
Die Medizin unterliegt einem fortwährenden Entwicklungsprozess, sodass alle Angaben, insbesondere zu diagnostischen und therapeutischen Verfahren, immer nur dem Wissensstand zum Zeitpunkt der Drucklegung des Buches entsprechen können. Hinsichtlich der angegebenen Empfehlungen zur Therapie und der Auswahl sowie Dosierung von Medikamenten wurde die größtmögliche Sorgfalt beachtet. Gleichwohl werden die Benutzer aufgefordert, die Beipackzettel und Fachinformationen der Hersteller zur Kontrolle heranzuziehen und im Zweifelsfall einen Spezialisten zu konsultieren. Fragliche Unstimmigkeiten sollten bitte im allgemeinen Interesse dem Verlag mitgeteilt werden. Der Benutzer selbst bleibt verantwortlich für jede diagnostische oder therapeutische Applikation, Medikation und Dosierung.
In diesem Buch sind eingetragene Warenzeichen (geschützte Warennamen) nicht besonders kenntlich gemacht. Es kann also aus dem Fehlen eines entsprechenden Hinweises nicht geschlossen werden, dass es sich um einen freien Warennamen handelt.

E-Mail: info@schattauer.de
Internet: www.schattauer.de
Printed in Germany

Projektakquise: Dr. med. Julia Fiedler
Lektorat: Dipl.-Chem. Claudia Ganter
Umschlagabbildung: © Nenov Brothers – Fotolia
Satz: Fotosatz Buck, Zweikirchener Straße 7, Kumhausen/Hachelstuhl
Druck und Einband: Westermann Druck Zwickau GmbH, Zwickau

Auch als E-Book erhältlich:
ISBN 978-3-7945-9011-7 (PDF) / 978-3-7945-9041-4 (ePub)

ISBN 978-3-7945-3183-7

Für meine geliebte Familie
Claudia, Elias und Laurenz

Vorwort zur 2. Auflage

Die vorliegende zweite Auflage von *Psychopharmakotherapie griffbereit* stellt den bisherigen Endpunkt einer langen Entwicklung dar. Begonnen hat das Buch als Skript zu verschiedenen Psychopharmakologie-Seminaren in der Ausbildung von Ärzten, Psychologen und Krankenpflegemitarbeitern.

Einige der verwendeten Texte habe ich dann auf meinen Blog *www.psychiatrietogo.de* veröffentlicht, wo nach wie vor eine lebhafte Diskussion stattfindet. Ich möchte mich sehr herzlich für die Anregungen, Vorschläge und die persönlichen Erlebnisberichte der Leser in den Kommentaren des Blogs bedanken, aus denen viele der Gedanken entsprungen sind, die ich im weiteren Verlauf aufgenommen habe.

Das Buch entwickelte sich dann schrittweise unter Mithilfe vieler Freunde und Kollegen, von denen ich hier insbesondere den Pharmakologen Hartmut Reinbold, meine Kolleginnen Dr. Caroline Geyer und Dr. Ulrike Klose sowie meine Freundinnen Ingrid Hilmes und Karen Bensmann nennen möchte.

Durch das Lektorat von Dr. Julia Fiedler und Claudia Ganter im Schattauer Verlag gewann das Buch seinen professionellen Schliff, der in die erste Auflage im Oktober 2014 mündete.

Die Psychopharmakotherapie unterliegt einem stetigen Wandel. Die verwendeten Substanzen werden kontinuierlich beobachtet und neu evaluiert. Nicht selten treten neue Erkenntnisse zu Nebenwirkungen auf, die erhebliche Auswirkungen auf das Verschreibungsverhalten haben. Die erfreulich gute Resonanz der 1. Auflage von *Psychopharmakotherapie griffbereit* macht es mir möglich, schon nach einem Jahr eine an vielen Stellen aktualisierte und überarbeitete Auflage vorzulegen, ohne dass sich dabei der Charakter des Buches verändert hat.

Meinem früheren Doktorvater Herrn Prof. Dr. Gerd Laux danke ich herzlich für seine Anregungen zur Überarbeitung der 1. Auflage, die in diese Neuauflage eingeflossen sind.

In der 2. Auflage habe ich noch stärker meine persönliche Verschreibungspraxis und meine persönliche Einschätzung beschrieben, so gibt es am Ende jedes Medikamentenkapitels den Abschnitt »Mein persönliches Fazit«. Diese Teile des Buches sind zwar nicht wissenschaftlich begründbar, helfen aber hoffentlich beim Kennenlernen der beschriebenen Substanzen und zur ersten eigenen Orientierung. Das Ziel des Buches ist es, dass sie als Leser auf der Grundlage des vermittelten Wissens schließlich selbst zu eigenen Einschätzungen und Wertungen kommen. Hierfür braucht es für den verschreibenden Arzt vor allem Erfahrung und den Willen zur genauen Beobachtung der durch eine Arznei verursachten Wirkungen und Nebenwirkungen. Für den Start dieser Reise biete ich mich gerne als Ihr Reiseführer an.

Krefeld, im Februar 2016 **Jan Dreher**

Inhalt

Einleitung

Was ist Psychopharmakologie?

Eine Tasse Kaffee am Morgen, eine Tablette gegen Depressionen nach dem Frühstück, eine Zigarette an der Bushaltestelle, ein Glas Wein am Abend, ein Schlafmittel: Die meisten von uns nehmen immer mal wieder Substanzen ein, die eine direkte oder indirekte Wirkung auf das Gehirn haben. Dabei setzen wir diese Substanzen oft gezielt ein, um den gewünschten Effekt zu erreichen. Der Kaffee soll uns wach machen, der Wein entspannen, das Schlafmittel müde machen.

Die Psychopharmakologie beschäftigt sich mit Medikamenten, Genussmitteln und Drogen. Alle drei Wirkstoffgruppen haben eine Wirkung auf das Gehirn, auf die Psyche. Die Wirkung ist zumeist steuerbar, planbar, lenkbar, beschreibbar.

In der Behandlung psychiatrischer Erkrankungen wollen wir mit den eingesetzten Psychopharmaka ganz gezielt eine bestimmte Wirkung auf das Gehirn entfalten, um so Krankheitsbeschwerden zu lindern oder Krankheiten zu besiegen.

In diesem Buch beschreibe ich zunächst die psychiatrischen Medikamente, da sie den Schwerpunkt bilden.

Danach beschreibe ich die wichtigsten Genussmittel (Alkohol, Nicotin, Coffein) nach pharmakologischen Gesichtspunkten und beschreibe jeweils die Möglichkeiten der medikamentösen Unterstützung von Entzugsbehandlungen bei Abhängigkeit von diesen Genussmitteln.

Schließlich stelle ich Ihnen die häufigsten Drogen vor, die in der psychiatrischen Behandlung eine Rolle spielen. Der Konsum bestimmter Drogen geht regelmäßig mit bestimmten psychiatrischen Störungen einher, die Sie besser verstehen können, wenn Sie die Pharmakologie dieser Substanzen kennen.

Einzelne Medikamente

Ich teile die Psychopharmaka in fünf Hauptgruppen ein, die die fünf hauptsächlichen Wirkungen psychiatrischer Medikamente abbilden: antidepressiv, antipsychotisch, phasenprophylaktisch, angstlösend und beruhigend.

Nachdem ich Ihnen einen Überblick über die jeweiligen Gruppen vermittelt habe, unterteile ich die Gruppen in sinnvolle Untergruppen. Die Untergruppen der Antidepressiva sind z. B. die SSRI, SNRI, Trizyklika und MAO-Hemmer. Dann stelle ich Ihnen jeweils einige typische und prominente Vertreter dieser Untergruppen vor. Dabei erkläre ich Ihnen, wie ich das jeweilige Präparat verschreibe, welche Erfahrungen ich damit gemacht habe und wie ich es bewerte. Wenn Sie sich mit einem Präparat einer Untergruppe auskennen, können Sie üblicherweise daraus auf die anderen Präparate dieser Untergruppe schließen. Ich selbst glaube, dass zwei unterschiedliche Präparate einer Untergruppe weit weniger Unterschiede aufweisen, als man in vielen Fällen annimmt.

In der Psychopharmakologie ist es besser, einige wenige Substanzen zu kennen, diese aber richtig. Sammeln Sie zunächst mit einigen Standardpräparaten Erfahrungen. Im zweiten Schritt können Sie Ihr Spektrum erweitern. Die Auswahl der hier vorgestellten Präparate ist dazu geeignet, sich zunächst auf diese grundlegenden Substanzen zu konzentrieren, um später weitere kennenzulernen.

Ich möchte explizit darauf hinweisen, dass sowohl die Auswahl als auch die Wertung der Medikamente aus meiner persönlichen Erfahrung erfolgten. Jeder Leser muss sich selbst ein Bild von den verschiedenen Substanzen sowie ihren Stärken und Schwächen machen. Ich hoffe aber, Ihnen mit meinen sehr persönlichen Einschätzungen einen Startpunkt und wesentliche Anhaltspunkte für Ihre Überlegungen zu geben.

Zielgruppe

Dieses Buch richtet sich an angehende Psychiater, angehende Psychologische Psychotherapeuten, Hausärzte, Internisten, Krankenpflegepersonal, Betreuer, Angehörige und Patienten.

Für angehende Psychiater stellt es alle relevanten Informationen zusammen, um sich im Dickicht der verschiedenen Präparate zu orientieren und einen eigenen Weg zu finden, selbst pharmakopsychiatrisch zu behandeln.

Dieses Buch ist ein einführendes, praxisorientiertes Lehrbuch. Es unterscheidet sich von vielen anderen verfügbaren Lehrbuchwerken über Psychopharmakologie dadurch, dass es bewusst auf Vollständigkeit und weitgehend auf theoretische Fundierungen verzichtet. Es konzentriert sich ganz auf das praktische, alltagsrelevante Wissen, das erforderlich ist, um medikamentöse Behandlungen psychischer Erkrankungen zu verstehen und selbst durchzuführen.

Es richtet sich auch an Allgemeinärzte, Internisten, Krankenhausärzte und alle anderen Ärzte, die sich etwas besser mit Psychopharmaka auskennen wollen. Psychopharmaka gehören zu den am häufigsten verordnete Medikamenten überhaupt; angeführt von den breit eingesetzten Antidepressiva, gefolgt von Schlafmitteln und Beruhigungsmitteln. Indikationen, Wirkungen, Nebenwirkungen und Wechselwirkungen dieser häufig verordneten Substanzen sind für alle Ärzte relevant.

Weiterhin soll es als Orientierungshilfe dienen für angehende Psychologische Psychotherapeuten, Sozialarbeiter, Krankenpflegemitarbeiter, Betreuer und alle in der Psychiatrie Tätigen. Wenn Sie Ihren ersten Tag auf einer psychiatrischen Station beginnen und in den Medikamentenschrank schauen, werden Sie nach der Lektüre dieses Buches viele Präparate bereits kennen, andere können Sie schnell in Ihnen bekannte Medikamentengruppen einordnen.

Und schließlich eignet sich dieses Buch – zumindest zu weiten Teilen – auch für Patienten, Angehörige und alle anderen Interessierten, die etwas tiefer in die Materie einsteigen wollen. Die Kenntnis der ärztlichen Verschreibungspraxis kann Ihnen helfen, sich ein sehr viel differenzierteres Bild der verschiedenen Präparate, ihrer besonderen Anwendungsgebiete, aber auch ihrer häufigen Nebenwirkungen und Gefahren zu machen.

Und nun: Viel Spaß!

Ich hoffe, mit diesem Buch denen, die sich für Psychopharmakologie interessieren, eine bessere Orientierung zu ermöglichen. Ich möchte ein grundlegendes Verständnis dafür vermitteln, was Psychopharmaka mit dem Gehirn machen, was sie nicht machen und was zu beachten ist. Ein besonderes Anliegen ist mir, alle Themen verständlich und dennoch differenziert darzustellen. Dabei habe ich Erklärungen verwendet, die in vielen Seminaren und Workshops erprobt sind. Über Anregungen und Hinweise freue ich mich sehr, mailen Sie mir einfach an *psychopharmakologie@icloud.com*.

1 Psychopharmaka im Überblick

Beginnen wir das Buch mit den Psychopharmaka im engeren Sinne. Danach werden wir auf Genussmittel und Drogen eingehen.

Psychopharmaka gehören zu den meist verordneten Medikamenten überhaupt. Unter den Psychopharmaka liegen die Antidepressiva in der Verordnungshäufigkeit ganz vorne. Ich möchte Ihnen mit diesem Buch einen Überblick verschaffen, welche Medikamentengruppen es gibt, wie sie wirken und Ihnen ein Bild von einigen prominenten Vertretern jeder Gruppe vermitteln. Darüber hinaus möchte ich diejenigen Sachverhalte erläutern, die erforderlich sind, um sich im Feld der psychiatrischen Pharmakologie selbstständig zu orientieren.

Früher war es üblich, Psychopharmaka nach ihrer chemischen Struktur einzuteilen. Für Chemiker und Pharmakologen ist das immer noch interessant, für Psychiater ist es nur noch für einige spezielle Fragen relevant. Eine Einteilung nach der Aktivität am Rezeptor der Nervenzellen ist schon wichtiger, da diese etwas über zu erwartende Wirkungen und Nebenwirkungen aussagt. Letztlich von Bedeutung für den Psychiater ist jedoch nur eines: die klinische Wirkung.

In der Psychopharmakologie haben sich folgende **fünf Hauptwirkungen** herausgestellt, nach denen die Wirkstoffe eingeteilt werden:

- antidepressiv
- antipsychotisch
- phasenprophylaktisch
- angstlösend (= anxiolytisch)
- beruhigend (= sedierend)

Darüber hinaus gibt es noch Substanzen für bestimmte, sehr eng umschriebene Einsatzgebiete, wie Substitute für Suchtstoffe, Medi-

kamente für Entzugsbehandlungen und einige andere, auf die wir noch genauer eingehen wollen.
Schlafmittel nehmen gewissermaßen eine Sonderrolle ein. Schlafmittel sind Benzodiazepine, Benzodiazepin-ähnliche Substanzen oder Sedativa, die in der Absicht gegeben werden, Schlaf zu erzeugen. Aufgrund der häufigen Verordnung der Schlafmittel habe ich ihnen ein eigenes Kapitel gewidmet.

1.1 Wahl des Psychopharmakons

Das Vorgehen zur Wahl eines Psychopharmakons ist mehrstufig: Zuerst erhebt man in der klinischen Untersuchung eine **Anamnese** und den **aktuellen psychischen Befund**. Dieser trifft Aussagen darüber, welche Störungen, welche Symptome in welcher Kombination und Schwere vorliegen.
Hieraus ergibt sich oft bereits die **Diagnose**, manchmal sind apparative Zusatzuntersuchungen erforderlich, aber sehr oft dienen diese nur dazu, körperliche Erkrankungen als Ursache für eine bestimmte psychiatrische Symptomatik auszuschließen. Psychopathologischer Befund und Diagnose weisen dann den Weg zur Therapie, gegebenenfalls auch zur Pharmakotherapie. Diese richtet sich sehr viel mehr nach Art, Schwere und Kombination der Beschwerden als nach der zusammenfassenden Diagnose. Es ist wichtig, dies im Auge zu behalten, weil das Vorgehen in der somatischen Medizin oft anders ist. Eine Grundregel in der Medizin besagt, dass man zuerst eine Diagnose stellen muss, aus der sich dann eine Therapie ableitet. Hat man eine präzise Diagnose, ergibt sich daraus eine ebenso klare Therapie. Also: Harnwegsinfekt mit Erreger XY, Therapie mit Antibiotikum Z. Dies klappt meistens.
In der Psychopharmakologie ist das meist nicht so. Zwar ist es zu Beginn notwendig, sich Klarheit über die Diagnose zu verschaffen. Aber das reicht bei Weitem nicht aus.

Die Diagnose »Psychose« z. B. gibt vor, dass ein Neuroleptikum in der Medikation vertreten sein sollte. Mehr nicht. Die Therapie orientiert sich vielmehr am psychopathologischen Befund: Wenn ich feststelle, dass ein Patient sehr ausgeprägt befehlende akustische Halluzinationen wahrnimmt, große Angst hat und psychomotorisch sehr unruhig und getrieben ist, dann werde ich ihm ein schnell wirksames, hochpotentes Neuroleptikum in einer ausreichend hohen Dosis gegen die Halluzinationen verabreichen sowie ein sicher wirksames, ausreichend dosiertes Benzodiazepin gegen Angst und Unruhe. Die Höhe der Dosis orientiert sich im ersten Schritt an der Schwere der Symptomatik. Auch im weiteren Verlauf werde ich mich bezüglich Dosis und Wahl der Präparate an der Wirkung orientieren. Stellt sich in der erwarteten Zeit eine ausreichende Wirkung ein, sind Auswahl und Dosis angemessen. Reicht die Wirkung nicht, muss die Dosis gegebenenfalls gesteigert werden. Ist die Wirkung zu stark, wie z. B. bei einer zu hohen Sedierung nach Gabe von Benzodiazepin, ist die Dosis zu reduzieren.
Praktisch alle Psychopharmaka-Klassen sind bei mehr als nur einer Diagnose anwendbar. So werden hochpotente Neuroleptika, besser bekannt als »Antipsychotika«, eben nicht nur bei Psychosen aus dem schizophrenen Formenkreis verordnet, sondern auch bei der wahnhaften Depression. Antidepressiva werden nicht nur bei Depressionen verordnet, sondern auch bei Angststörungen und Zwangserkrankungen. Sedierende Medikamente und Anxiolytika können bei praktisch allen psychischen Erkrankungen eine Indikation haben.

Die Psychopharmakotherapie orientiert sich also primär an Symptomen, nicht primär an Diagnosen.

Es ist wichtig, sich das klar zu machen, denn einige Symptome verändern sich sehr schnell, und dann soll auch die psychopharmakologische Behandlung schnell angepasst werden. Ein Patient, der keine Angst und keine Unruhe mehr hat, braucht auch keine Benzodiazepine mehr. Natürlich darf man nach längerer Gabe von Benzodiazepinen die Dosis nicht abrupt absetzen. Aber er braucht sie eben genauso wenig, wie ein Patient, der keine Schmerzen mehr hat, Schmerzmittel braucht: Er braucht sie nicht mehr.

1.2 Wirkung der Neurotransmitter

Nervenzellen kommunizieren über Neurotransmitter. Die zwischen den Nervenzellen übertragene Information liegt jedoch nicht im Transmitter selbst, sondern wird dadurch vermittelt, welche Neuronen der Transmitter beeinflusst. Wenn beispielsweise das Neuron, das in der Netzhaut links unten für die Erkennung der Farbe Rot zuständig ist, einen Impuls in Richtung optischer Cortex überträgt – egal welchen Transmitter dieses Neuron dafür verwendet – dann ist die Information übermittelt: »Links unten ist ein roter Punkt.«
Der am häufigsten verwendete Neurotransmitter im Gehirn ist GABA (Gamma-Aminobuttersäure). Andere Neurotransmitter im Gehirn sind z. B. Serotonin, Noradrenalin und Dopamin. Darüber hinaus gibt es noch eine große Zahl weiterer Neurotransmitter, neuromodulatorischer Peptide und Hormone, die von Bedeutung sind.
Für die Psychopharmakologie ist es hilfreich, dass bestimmte Transmitter in bestimmten Funktionsbereichen eine besondere Verteilung haben. So ist das Noradrenalin besonders aktiv in Gehirnregionen, die mit der Regulation der Wachheit zu tun haben. Serotonin wird insbesondere im limbischen System verwendet. Das ermöglicht gewisse gezielte pharmakologische Eingriffe, die aber naturgemäß nie wirklich präzise sind. Am deutlichsten wird dies beim Neurotransmittersystem Dopamin. Dopamin ist der Botenstoff, der dabei hilft, Dinge als besonders wichtig zu erkennen. Wenn ich z. B. einen Schlüssel verloren habe und beim Suchen nach dem Schlüssel einen

Hubbel unter der Serviette sehe, dann wird ein bestimmtes Gebiet meines Gehirns Dopamin ausschütten, und damit markieren, dass hier etwas Wichtiges wahrgenommen wurde. Ich werde unter der Serviette nachschauen, und wenn ich den Schlüssel dort finde, werde ich mich freuen und an einer anderen Stelle im Gehirn – im Belohnungssystem – erneut Dopamin ausschütten.

Bei der Psychose ist dieses Dopaminsystem verstärkt aktiv. Dinge, die für den Gesunden keine besondere Bedeutung haben, werden nun mit nicht vorhandenen Bedeutungen aufgeladen. So kann dem Betroffenen jedes zufällig beobachtete Gespräch zweier unbekannter Passanten auf der Straße wie eine Verschwörung gegen ihn vorkommen, von der größte Gefahr ausgeht.

Eine wirksame Therapie der Psychose liegt in einer Dämpfung der Aktivität des Neurotransmittersystems Dopamin. Dies führt zu einem Abklingen der psychotischen Symptome, z. B. der falschen Bedeutungszumessung eigentlich unwichtiger Dinge. Aber es führt auch dazu, dass Freude nicht mehr so gut empfunden werden kann, da auch das Belohnungssystem auf Dopamin angewiesen ist.

Auch die Körperbewegungen werden an einer gewissen Stelle von dopaminergen Neuronen gesteuert. Das weiß man von Parkinson-Patienten, die krankheitsbedingt zu wenig Dopamin in diesem Bewegungszentrum ausschütten. Hemmt man nun die Dopaminwirkung im Gehirn, eigentlich mit dem Ziel, eine Psychose zu behandeln, blockiert man sie dosisabhängig notwendigerweise auch an allen anderen Stellen im Gehirn, sodass sich im Falle der Blockade der dopaminergen Übertragung Bewegungsstörungen und Freudlosigkeit einstellen können.

Psychopharmakologische Eingriffe können immer nur bestimmte Systeme ansprechen. Wenn ein System krankheitsbedingt zu stark oder zu schwach aktiv ist, kann der Eingriff zu einer Normalisierung in diesem System führen. Es ist aber stets erforderlich zu berücksichtigen, in welche anderen Systeme die gewählte Medikation eingreift und was sie mit diesen Systemen macht.

1.3 Verordnungshäufigkeit der Psychopharmaka

Antidepressiva sind die am häufigsten verordneten Psychopharmaka, angeführt von Citalopram, Venlafaxin und Mirtazapin.

Psychopharmaka gehören zu den häufig verschriebenen Medikamenten. Um zu entscheiden, von welchen Medikamenten man sich unbedingt ein Bild machen sollte, ist es hilfreich, sich den Arzneiverordnungs-Report (Schwabe u. Paffrath 2015) anzuschauen. Dieser berichtet über die Verordnungen von Medikamenten durch die niedergelassenen Ärzte. In Tabelle 1-1 sind die am häufigsten verschriebenen Psychopharmaka des Jahres 2014 aufgelistet.

Tab. 1-1 Top 10 der verordneten Psychopharmaka 2014 in Deutschland

Wirkstoff	Millionen DDD pro Jahr
Citalopram	326,4
Venlafaxin	175,3
Mirtazapin	174,1
Sertralin	105,0
Amitriptylin	90,2
Opipramol	80,0
Fluoxetin	59,7
Duloxetin	60,5
Escitalopram	54,9
Quetiapin	54,0

DDD = »defined daily dose« = Anzahl der verordneten definierten Tagesdosen

Die Tabelle gibt zu den genannten Substanzen die Anzahl der verordneten definierten Tagesdosen (»defined daily dose«, DDD) in Millionen wieder. Die »defined daily dose« für Citalopram ist beispielsweise mit 20 mg festgelegt. Die Tabelle gibt an, dass von Citalopram 326,4 Millionen Tagesdosen verschrieben worden sind. Legt man zugrunde, dass jeder Patient, der Citalopram erhalten hat, dies das ganze Jahr, also 365 Tage lang eingenommen hat, ergibt sich, dass 326,4/365 = 0,89 Millionen Menschen damit ein Jahr lang behandelt worden wären. Nimmt man an, dass die mittlere Verordnungsdauer vier Monate betrug, was sehr viel realistischer ist, wären im Jahr 2014 in Deutschland zulasten der GKV 2,67 Millionen Menschen (3 × 0,89) mit Citalopram behandelt worden.

Die ersten neun Plätze der Tabelle überraschen nicht. **Antidepressiva** sind die mit Abstand *am häufigsten verordneten Psychopharmaka*, weil Depressionen und Angststörungen die häufigsten psychischen Erkrankungen sind.

Für die Nettokosten ergibt sich eine ganz andere Reihenfolge (nach Umsatz sortiert; ▶ Tab. 1-2).

Tab. 1-2 Psychopharmaka-Verordnungen nach Nettokosten 2014 in Deutschland

Rang nach Umsatz	Rang nach Verordnungen	Präparat	Wirkstoff	Verordnungen (Mio.)	Nettokosten* (Mio.)
18	124	Cymbalta®	Duloxetin	0,93	197
27	448	Abilify®	Aripiprazol	0,28	151
57	843	Risperdal®	Risperidon	0,14	81
61	884	Xeplion®	Paliperidon	0,13	77
82	509	Seroquel®	Quetiapin	0,25	63
129	416	Valdoxan®	Agomelatin	0,30	46
133	329	Cipralex®	Escitalopram	0,38	46

Tab. 1-2 (Fortsetzung)

Rang nach Umsatz	Rang nach Verordnungen	Präparat	Wirkstoff	Verordnungen (Mio.)	Nettokosten* (Mio.)
136	54	Citalopram dura®	Citalopram	1,72	45
178	309	Quetiapin AbZ	Quetiapin	0,40	35
199	127	Venlafaxin Heumann	Venlafaxin	0,91	31

* Nettokosten = Umsatz abzüglich der gesetzlichen Hersteller- und Apothekenabschläge, aber inkl. MwSt.

Literatur

Quelle von Tab. 1-1: Schwabe U, Paffrath D. Arzneiverordnungs-Report 2015. Aktuelle Daten, Kosten, Trends und Kommentare. Berlin: Springer.

Quelle von Tab. 1-2: Schwabe U, Paffrath D. Arzneiverordnungs-Report 2015. Aktuelle Daten, Kosten, Trends und Kommentare. Berlin: Springer. Die Spalte »Rang nach Umsatz« stammt aus der Datenbank des GKV-Arzneimittelindex.

2 Antidepressiva

Antidepressiva sind die am häufigsten verordneten Psychopharmaka. Sie wirken mit einer Latenz von zwei bis sechs Wochen gegen depressive Symptome. Die stärkste Wirkung zeigen Antidepressiva bei sehr schweren Depressionen und bei Depressionen, die früher als endogen klassifiziert worden sind; also Depressionen, die nicht hauptsächlich Folge akut belastender Lebensumstände sind.
Antidepressiva wirken auch gegen Angst- und Zwangserkrankungen, allerdings später, und es bedarf oft einer höheren Dosis.

2.1 Einteilung

Wirkstoffklasse	Abkürzung	Wirkstoffe (Beispiele)
Selektive Serotonin-Wiederaufnahmehemmer	SSRI	Citalopram, Escitalopram, Vortioxetin, Fluvoxamin
Selektive Serotonin- und Noradrenalin-Wiederaufnahmehemmer	SNRI	Venlafaxin, Duloxetin
Selektive Noradrenalin-Wiederaufnahmehemmer	NARI	Reboxetin
Monoaminoxidasehemmer	MAO-Hemmer	Moclobemid
Tri- und tetrazyklische Antidepressiva		Amitriptylin, Maprotilin
Melatoninagonisten		Agomelatin

2.2 Geschichte

Die ersten Antidepressiva, die in der Medizin Verwendung fanden, sind heute unter den Namen **trizyklische Antidepressiva** bekannt. Ein prominenter, noch heute sehr häufig verschriebener Vertreter ist das Amitriptylin. Es wirkt in hohen Dosen antidepressiv, hat aber bereits im mittleren Dosisbereich oft deutliche Nebenwirkungen wie Mundtrockenheit oder Müdigkeit.
Später übernahmen die ersten **SSRI** (»selective serotonin reuptake inhibitor«, Selektive Serotonin-Wiederaufnahmehemmer; ► Abschn. 2.5.1; ► Glossar) die Fahne. Der heute am häufigsten verordnete SSRI ist Citalopram.
Die **SNRI** (Selektive Serotonin- und Noradrenalin-Wiederaufnahmehemmer; ► Abschn. 2.5.2; ► Glossar) stellen gewissermaßen eine Erweiterung des Wirkspektrums dar.
MAO-Hemmer nahmen früher einen kleineren, aber relevanten Anteil an den Verschreibungen ein, inzwischen werden sie aufgrund ihrer schweren Nebenwirkungen nur noch eingesetzt, wenn alle anderen Wirkstoffe erfolglos sind.

2.3 Wirkprinzipien

Serotonin ist ein insbesondere im limbischen System vorkommender Neurotransmitter. Es hat sich gezeigt, dass Depressionen schneller abklingen, wenn die Konzentration von Serotonin im synaptischen Spalt zunimmt. SSRI funktionieren wie folgt: Normalerweise werden in der »feuernden« Nervenzelle, dem präsynaptischen Neuron, kleine Bläschen (Vesikel) mit Serotonin freigesetzt. Das freigesetzte Serotonin gelangt so in den synaptischen Spalt. Dort aktiviert es Serotoninrezeptoren am zweiten Neuron, dem postsynaptischen Neuron. Damit wird das Signal übertragen.

Ein Teil des Serotonins wird im synaptischen Spalt durch die Monoaminoxidasen (MAO) zu einer wirkungslosen Aminosäure abgebaut. Oder es wird vom präsynaptische Neuron recycelt, das Serotoninmoleküle wieder in sich aufnimmt, um sie erneut in Vesikeln zwischen zu lagern. Für diese Wiederaufnahme hat die präsynaptische Zelle Transportproteine. SSRI hemmen diese Transportproteine. Dies führt dazu, dass Serotonin länger im synaptischen Spalt bleibt und damit länger die Chance hat, einen Serotoninrezeptor an der postsynaptischen Zelle zu aktivieren. Die Serotoninkonzentration im synaptischen Spalt steigt also, die Wirkung des Serotonins nimmt zu (▸ Abb. 2-1).

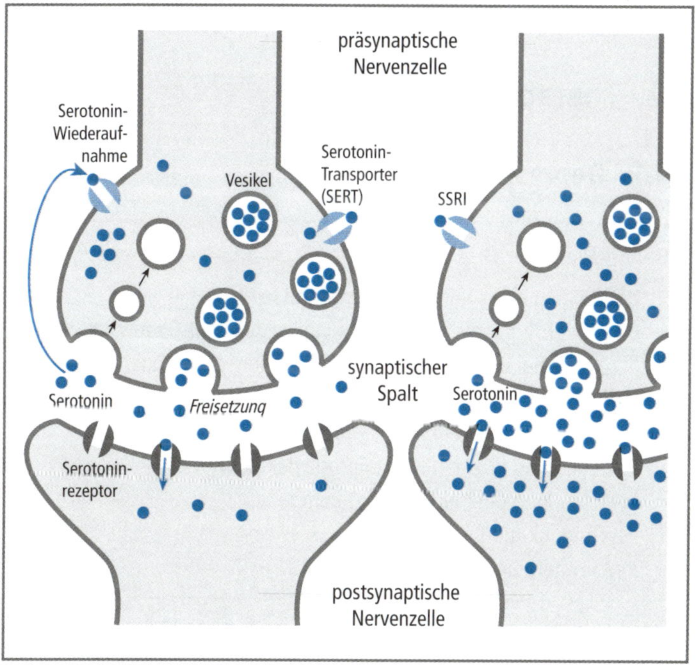

Abb. 2-1 Wirkweise der SSRI

Die Wirkung der Antidepressiva besteht nicht ausschließlich in der Erhöhung der Serotoninkonzentration im synaptischen Spalt. Diese tritt innerhalb weniger Stunden nach Einnahme der Tablette ein. Die depressiven Symptome klingen allerdings frühestens einige Wochen nach Beginn der Therapie ab. Dies zeigt, dass es weitere von der Erhöhung der Serotoninkonzentration angestoßene Mechanismen geben muss, die die eigentliche Wirkung vermitteln. Bekannt ist, dass sogenannte »second messenger« und »third messenger« intrazellulär eine veränderte Übersetzung bestimmter Gene veranlassen. Es ist auch nachgewiesen, dass Antidepressiva die Neuentstehung von Synapsen modulieren. Die gesamte Kette der Wirkung der Antidepressiva ist aber letztlich noch nicht aufgeklärt.

2.4 Therapie

2.4.1 Depression

Behandlung der Depression

- Herstellung eines Vertrauensverhältnisses
- Diagnostik: körperliche Untersuchung, ausführliche Blutuntersuchungen, EKG; bei ungewöhnlichen Konstellationen: cCT oder cMRT
- diagnostische Einordnung (Unipolare oder Bipolare Störung?)
- Entscheidung über ein Antidepressivum
- Entscheidung über ein Phasenprophylaktikum
- Entscheidung über ein Anxiolytikum
- Psychoedukation
- Psychotherapie

Die Behandlung einer depressiven Episode erfordert zunächst eine sorgfältige **Diagnostik**. Diese beginnt mit einer gründlichen kör-

perlichen Untersuchung, einer ausführlichen Blutuntersuchung einschließlich der Schilddrüsenwerte, des Eisenspiegels sowie der Entzündungszeichen. An apparativen Untersuchungen ist in jedem Fall ein EKG erforderlich, bei ungewöhnlichen Verläufen auch eine cCT (▶ Glossar) oder cMRT (▶ Glossar). Je nach Situation können weitere Untersuchungen notwendig sein.
Diese Untersuchungen dienen vorwiegend dem *Ausschluss einer körperlichen Erkrankung*, die die depressive Symptomatik verursachen könnte. Die psychiatrische Diagnostik im engeren Sinne stützt sich auf die Erhebung der Anamnese und den psychischen Befund.
Für die Behandlung einer Depression macht es einen großen Unterschied, ob es sich um eine klassische depressive Episode handelt, die quasi aus heiterem Himmel kommt und früher als *Endogene Depression* bezeichnet wurde, oder vorwiegend um eine *nachvollziehbare Erlebnisreaktion*, z. B. auf ein schwerwiegendes Lebensereignis. In der ICD-10 werden beide Krankheiten nicht unterschieden.
Endogene Depressionen sprechen in der Regel besser auf eine medikamentöse Therapie an. Bei reaktiven Depressionen ist typischerweise eine Psychotherapie wirksamer, gegebenenfalls in Kombination mit einem moderat dosierten Antidepressivum.
Wichtig ist auch die *Unterscheidung zwischen bipolarer und unipolarer Depression*. Sie ist ganz einfach: Patienten mit einer bipolaren Störung hatten mindestens eine unzweifelhafte manische oder hypomane Episode in der Vorgeschichte. Hierbei sind ganz leichte hypomane Nachschwankungen direkt im Anschluss an eine lange und schwere Depression ebenso wenig zu zählen wie medikamenteninduzierte Manien oder Hypomanien. Patienten mit einer bipolaren Störung profitieren von einem **Phasenprophylaktikum** wie **Lithium oder Valproinsäure**, Patienten mit einer reinen unipolaren Depression brauchen dies in der Regel nicht. Sie können allerdings im Einzelfall, wenn die ersten Behandlungsschritte nicht ausreichend wirksam waren, von einer Augmentation (▶ Glossar) mit Lithium profitieren.

Wenn sich vier Wochen nach Beginn der Behandlung noch keine Besserung zeigt, sollte man über einen *Wechsel des Antidepressivums* nachdenken.

Behandlungsverlauf bei Gabe von Antidepressiva

- In den *ersten zwei Wochen* verspürt der Patient im Wesentlichen die Nebenwirkungen des Antidepressivums, eine erwünschte Wirkung ist oft noch nicht erkennbar.
- In der *dritten und vierten Woche* wird oft eine innere Unruhe im Sinne einer unangenehmen Getriebenheit beschrieben. Diese ist schwer aushaltbar, ist aber in aller Regel ein verlässlicher Vorbote der dann kommenden Genesung. Besonders in dieser Phase können verstärkt suizidale Gedanken auftreten, die eine sorgfältige Beurteilung erforderlich machen.
- Die für den Patienten auch subjektiv erkennbare Stimmungsverbesserung zeigt sich häufig erst in der *dritten bis sechsten Woche*.

Antidepressive Therapie bei Reaktiver Depression

Frau R., eine 32-jährige Mutter von zwei kleinen Kindern, wurde nach zunehmenden Streitigkeiten von ihrem Ehemann verlassen und muss sich nun überwiegend selbst um die Versorgung der Kinder kümmern. Da sie die Kinder pünktlich aus dem Kindergarten abholen muss, kann sie keine Überstunden machen. Ihr Chef setzt sie diesbezüglich aber unter Druck. Sie entwickelt eine zunehmende Erschöpfungsdepression und ausgeprägte Schlafstörungen.

In diesem Fall stehen Psychotherapie und eine umsichtige Anpassung der Lebenssituation – vielleicht mit einer stärkeren Unterstützung von Dritten und einer verlässlicheren Beteiligung des geschiedenen Ehemannes an der Versorgung der Kinder – ganz im Vordergrund. Das Verordnen eines Antidepressivums löst hier keine Probleme. Allerdings kann die Gabe eines moderat dosierten sedierenden Antidepressivums zur Nacht – z. B.

Mirtazapin 0-0-0-15 mg – zu einer Verbesserung des Schlafes führen und die Genesung von der depressiven Episode unterstützen. Man sollte der Patientin aber nicht den Eindruck vermitteln, sie müsse nur auf die Wirkung der Medikamente warten, dann werde schon wieder alles besser.

Antidepressive Therapie bei Endogener Depression

Die 52-jährige verheiratete Bürokauffrau Frau E. berichtet über die vierte depressive Episode im Rahmen ihrer seit zehn Jahren bestehenden rezidivierenden Depression. Seit vier Wochen sei sie ohne erkennbaren äußeren Anlass wieder antriebslos, traurig gestimmt, habe Schlafstörungen und kaum Appetit. Bei früheren depressiven Episoden habe Citalopram nicht gewirkt, aber Venlafaxin in einer Dosierung von 225 mg habe ihr bei den letzten beiden Episoden gut geholfen. Dies habe sie allerdings vor sechs Monaten abgesetzt.

Die Patientin erhält wieder Venlafaxin, die Dosis wird schrittweise auf 225 mg gesteigert. Zur Nacht werden 7,5 mg Mirtazapin ergänzt, um der Schlafstörung zu begegnen.

Weblink

S3-Leitlinie »Unipolare Depression« (Stand: November 2009; letzte Bearbeitung: Juni 2015): www.awmf.org/leitlinien/detail/ll/nvl-005.html

2.4.2 Angststörungen

Behandlung der Angststörungen

- Therapie der ersten Wahl sind SNRI wie Venlafaxin in einer eher höheren Dosis, z. B. 150 bis 225 mg pro Tag.
- Alternativ (etwa bei schlechter Verträglichkeit des SNRI) können auch SSRI eingesetzt werden, z. B. Citalopram 40 mg pro Tag.
- Benzodiazepine sollten nur eingesetzt werden, wenn die Beschwerdeintensität dies unverkennbar erforderlich macht. Die Dosis sollte von Anfang an so knapp wie möglich gehalten werden, die Gabe sollte so kurz wie möglich andauern. Die Gefahr der Entwicklung einer Benzodiazepinabhängigkeit ist bei Patienten mit einer Angststörung äußerst hoch!

Angststörungen sind gut behandelbare Krankheiten. Sowohl Psychotherapie als auch Pharmakotherapie bewirken deutliche Verbesserungen bei einer großen Anzahl der Patienten. Die Kombination aus Psychotherapie und Pharmakotherapie bewirkt dabei insgesamt die besten Ergebnisse (► S3-Leitlinie »Behandlung von Angststörungen«, Link auf S. 23).

SNRI, SSRI

Psychopharmakologisch besteht die Therapie der Wahl in einer höher dosierten Gabe eines **SNRI** oder **SSRI**.
Im ersten Schritt wird häufig **Venlafaxin** verordnet, das eine Zulassung für die generalisierte Angststörung hat. Die Zieldosis sollte bei 150 bis 225 mg pro Tag liegen. Patienten, die zuvor unter Panikanfällen gelitten haben, verlieren diese oft unter der medikamentösen Behandlung innerhalb von zwei bis vier Wochen. Es dauert oft sechs bis zehn Wochen, bis die Angstsymptomatik insgesamt deutlich und auch subjektiv erkennbar abnimmt.

Alternativ zu den SNRI ist auch die Gabe eines SSRI eine häufig gewählte Medikation, die vielfach ebenso wirksam ist. Typischerweise wird **Citalopram** in einer Dosis von bis zu 40 mg pro Tag verordnet.

Pregabalin

Pregabalin (Lyrica®) ist ein Antiepileptikum, das seit 2004 auch zur Behandlung der generalisierten Angststörung zugelassen ist. Die Erfahrungen mit der Wirksamkeit dieser Substanz bei generalisierten Angststörungen sind unterschiedlich. Man kann es in dieser Indikation als Monotherapie einsetzen; häufiger wird ein Versuch zur Augmentation (▸ Glossar) mit Pregabalin unternommen.

Benzodiazepine

Zusätzlich zu der ursächlich wirksamen Therapie mit SNRI oder SSRI können zu Beginn der Behandlung auch Benzodiazepine eingesetzt werden.

Benzodiazepine haben den Vorteil, sofort das Ausmaß der Angst erheblich zu reduzieren und auch die Panikattacken oft sofort vollständig oder weitgehend verschwinden zu lassen. Ein nicht zu unterschätzender Nachteil dieser starken Wirksamkeit ist die sehr hohe Gefahr der Entwicklung einer *Abhängigkeit* (▸ Tab. 2-1). Insbesondere besteht die Gefahr, dass die Patienten in Zukunft immer wieder nach dem Benzodiazepin verlangen, und nicht mehr vom »steinigen Weg« einer Psychotherapie in Kombination mit einem SNRI zu überzeugen sind.

! Während der Behandlung mit einem Benzodiazepin sind die klassischen Psychotherapieverfahren zum Abbau der Angst wie systematische Desensibilisierung oder Flooding nicht möglich.

Die Patienten bauen unter der Wirkung von Benzodiazepinen *keine ausreichende Angstreaktion* auf, sodass es nicht zu einer Habituation kommen kann.

Tab. 2-1 Verlauf der medikamentösen Therapie von Angststörungen. Benzodiazepine sollten zum richtigen Zeitpunkt wieder ausgeschlichen werden.

Zeit der Einnahme	Antidepressiva	Benzodiazepine
1. Woche	Nebenwirkungen	Angst lässt stark nach
2.–4. Woche	weniger Panikattacken	Angst lässt nach
5.–6. Woche	Angst wird etwas weniger	Absetzen wird unangenehm
7.–12. Woche	Angst wird weniger	beginnende Abhängigkeit
13.–16. Woche	Angst wird deutlich weniger	Abhängigkeit

Daher ist es bei Angststörungen ganz besonders wichtig, sich an die Regel zu halten, Benzodiazepine nur nach sorgfältiger Abwägung des Nutzens und der Risiken und nur für kurze Zeit zu geben. Die Dosis sollte von Anfang an so knapp wie möglich gehalten werden.

Angststörung

Die 28-jährige Jurastudentin Frau A. berichtet, immer schon eine sehr besorgte Person gewesen zu sein. Seit vier Wochen habe jedoch die Angst ganz beträchtlich zugenommen. Sie habe zum einen eine ungerichtete, generalisierte Angst, die sie nicht genau beschreiben könne. Es sei aber so, dass sie ständig denke: »Was wird nur aus mir, wenn ich mein Examen nicht schaffe? Wovon soll ich dann leben?« oder »Was passiert, wenn ich einen Unfall habe? Ist es nicht viel zu gefährlich, abends U-Bahn zu fahren?« und ähnliche Gedanken mehr. Seit zwei Wochen habe sie zusätzlich noch Panikattacken entwickelt. Plötzlich, manchmal beim Einkaufen, manchmal in der Uni, bekomme sie panikartige Angst, ihr Herz rase dann, sie atme schnell, habe das Gefühl, sie verliere gleich das Bewusstsein und wolle am liebsten den Notarzt rufen oder weglaufen. Die Anfälle dauerten etwa 15 bis 30 Minuten, dann beruhige sie sich wieder. Sie habe aber inzwischen gar keinen Mut mehr, alleine einkaufen oder in die Uni

zu gehen, da sie Angst habe, dort wieder eine Panikattacke zu erleiden, da ihr dann keiner helfen könne.
Unter der Diagnose einer Agoraphobie mit Panikstörung ist in diesem Fall Venlafaxin in einer Dosis von 150 bis 225 mg morgens die Therapie der ersten Wahl. Die Dosis sollte in den ersten zwei Behandlungswochen schrittweise gesteigert werden, um die Verträglichkeit zu prüfen. In den ersten Wochen der Behandlung kann man zusätzlich symptomatisch ein Benzodiazepin geben, um die Panikattacken zügig in den Griff zu bekommen. Man muss sich aber darüber im Klaren sein, dass Benzodiazepine bei Patienten mit einer Angststörung ein extrem hohes Suchtpotenzial haben. Daher sollte man es so schnell wie möglich wieder ausschleichen. Bei gutem Therapieerfolg sollte man Venlafaxin für zumindest zwei Jahre weiter geben, um einen Rückfall zu vermeiden.
Ergänzend zur medikamentösen Therapie sollte bei Angststörungen grundsätzlich auch eine verhaltenstherapeutisch orientierte Psychotherapie durchgeführt werden.

Weblink

S3-Leitlinie »Behandlung von Angststörungen« (Stand: April 2014): www.awmf.org/leitlinien/detail/ll/051-028.html

2.4.3 Zwangserkrankungen

Behandlung der Zwangserkrankungen

- Sie sollen immer auch psychotherapeutisch behandelt werden.
- Sie können pharmakologisch mit SSRI oder SNRI behandelt werden.
- Bei Erfolglosigkeit modernerer SSRI und SNRI wird zu Clomipramin geraten, das von vielen auch als Mittel der ersten Wahl bei Zwangserkrankungen angesehen wird.
- Der Therapieerfolg stellt sich oft erst nach sechs bis zwölf Wochen ein.
- Die Therapiedauer sollte zumindest zwei Jahre betragen, in vielen Fällen ist auch eine sehr viel längere Behandlung erforderlich.

Die Zwangserkrankung wird medikamentös interessanterweise sehr ähnlich wie eine generalisierte Angststörung behandelt.
Als Mittel der ersten Wahl gelten **SSRI**, nach Möglichkeit in einer hohen Dosis. Dabei ist zu beachten, dass gerade beim sehr häufig verordneten **Citalopram** seit einiger Zeit eine Warnung vorliegt, dass bei höheren Dosierungen gefährliche *Herzrhythmusstörungen* auftreten können (▶ Abschn. 2.6.1). Da es sich hierbei mutmaßlich nicht um eine auf die Substanz Citalopram beschränkte Nebenwirkung, sondern möglicherweise um einen Klasseneffekt handelt, ist Vorsicht auch beim Einsatz anderer Antidepressiva, insbesondere bei höheren Dosierungen, geboten. Regelmäßige EKG-Kontrollen sind daher erforderlich.
Die Therapiedauer bei Gabe von z. B. 40 mg Citalopram pro Tag bei einer Zwangserkrankung beträgt aller Erfahrung nach mehr als vier Wochen. Oft zeigt sich erst nach sechs bis zwölf Wochen Behandlungsdauer ein erkennbarer Fortschritt. Daher sollte die Substanz bei ausbleibendem Erfolg nicht zu früh gewechselt werden.
Reicht die Gabe von Citalopram nicht aus, wird oftmals auf ein **SNRI** (▶ Glossar) umgestellt.
Eine besondere Bedeutung in der Behandlung von Zwangserkrankungen kommt dem trizyklischen Antidepressivum **Clomipramin** zu, das seit den 1960er Jahren, zunächst unter dem Präparatenamen Anafranil®, zur Behandlung von Depressionen, Ängsten und Zwängen eingesetzt wird. Clomipramin ist pharmakologisch ein SNRI, wenngleich eines der alten Generation.
Es gibt Studien, die Clomipramin als wirksamer in der Behandlung von Zwangserkrankungen einstufen als SSRI, weshalb es manche Psychiater als Mittel der ersten Wahl bei Zwangserkrankungen einsetzen. Spätestens, wenn die besser verträglichen neueren SSRI oder SNRI sich in der Behandlung eines Patienten als nicht ausreichend wirksam erwiesen haben, wird Clomipramin eingesetzt, oft mit gutem Erfolg.

Zwangserkrankung

Der 50-jährige Controller Herr. B. berichtet, seit Jahren schon unter Zwangsgedanken und Zwangshandlungen zu leiden. Seit zwei Monaten sei es aber deutlich schlimmer geworden. Er müsse vor dem Verlassen des Hauses nun bis zu zwölfmal prüfen, ob er die Kaffeemaschine ausgeschaltet und alle Wasserhähne zugedreht habe. Oft gehe er nach dem Verlassen der Wohnung mehrmals zurück, um alles nach einem bestimmten Ritual noch einmal zu prüfen. Er wasche sich bis zu 100-mal am Tag die Hände, da er Angst vor Bakterien habe, die er sich an Türklinken im öffentlichen Raum holen könnte. Er müsse in Gedanken immer wieder den Rosenkranz durchgehen, obwohl er überhaupt nicht religiös sei und das auch ganz sinnlos finde. Insgesamt nähmen die Zwangshandlungen gegenwärtig sechs Stunden pro Tag ein.

Er werde seit mehreren Jahren schon mit Citalopram in einer Dosis von 40 mg behandelt, hierunter und durch die Psychotherapie sei er eigentlich jahrelang ganz gut zurechtgekommen. Nun gehe es ihm aber schlechter. Die bislang erfolgreiche Therapie mit Citalopram 40 mg pro Tag wird fortgesetzt. Nach Durchführung eines EKGs zur Bestimmung der QTc-Zeit wird Clomipramin in einer Dosis von 50-0-150 mg ergänzt. Der zusätzliche Wirkungsmechanismus des Clomipramins hilft dem Patienten, dass die Zwangsgedanken und -handlungen wieder auf ein erträgliches Maß zurückgehen. Er berichtet nach sechswöchiger Therapie, dass er unter der Medikamentenkombination und der zwischenzeitlich intensivierten verhaltenstherapeutischen Psychotherapie nun nur noch etwa 60 Minuten pro Tag mit Zwangshandlungen zubringe, womit er gut zurechtkomme.

Weblink

S3-Leitlinie »Zwangsstörungen« (Stand: Mai 2013): www.awmf.org/leitlinien/detail/ll/038-017.html

2.4.4 Somatoforme Störungen

Behandlung von Somatoformen Störungen (▶ Glossar)

- Sie sollten immer mit einer Kombination aus Psychotherapie und Pharmakotherapie behandelt werden.
- Sie sprechen oft gut auf SNRI oder SSRI an.
- Wenn eine sedierende Komponente gewünscht ist, kann die Behandlung mit einem Trizyklikum wie Amitriptylin in einer Dosis von 50 bis 150 mg pro Tag gut wirksam sein.
- Patienten mit einer Somatoformen Störung erhalten oft eine Vielzahl von Medikamenten, oft auch Opiatschmerzmittel. Man sollte bei allen verordneten Substanzen prüfen, ob sie wirklich erforderlich sind, vor allem bei Opiaten und Benzodiazepinen.

Psychotherapie

Somatoforme Störungen sollten immer mit einer **Kombination** aus **Psychotherapie** und **Pharmakotherapie** behandelt werden. In aller Regel besteht schon ein längerer Krankheitsverlauf, oftmals wurden schon sehr viele Ärzte konsultiert und zahllose Medikamente eingesetzt, oft eher erfolglos. Eine chronifizierte Somatoforme Störung geht häufig auch mit einer ausgeprägten depressiven Symptomatik einher.

SNRI, SSRI oder Trizyklika

Pharmakologisch werden typischerweise SNRI (▶ Glossar) eingesetzt, entweder die modernen Wirkstoffe **Duloxetin** und **Venlafaxin** oder die klassischen tetrazyklischen Wirkstoffe **Amitriptylin** und **Clomipramin**, die ebenfalls die Serotonin- und Noradrenalin-Wiederaufnahme hemmen.

Die Behandlung zeigt oft nicht in der gleichen relativ kurzen Zeit einen Erfolg, wie man es bei der Therapie der Depressionen beobachten kann. Längere Behandlungsverläufe sind bei Somatoformen Störungen sehr viel häufiger zu beobachten. Ein Wechsel des Wirkstoffs aufgrund von subjektiv empfundenen Nebenwirkungen oder zu früh vermisster Wirksamkeit muss besonders gut überlegt sein.
Bei vielen Patienten ist eine sedierende Komponente explizit erwünscht. Dann kann die Behandlung mit einem niedrig dosierten Trizyklikum wie **Amitriptylin** genau richtig sein; typisch sind Dosierungen von etwa 50 bis 150 mg pro Tag.

Schmerzbehandlung

Patienten mit Somatisierungsstörungen leiden oft unter erheblichen Schmerzen. Es ist daher häufig zu beobachten, dass im Laufe der Jahre eine immer ausgedehntere Behandlung mit Schmerzmitteln zusammen gekommen ist. Oft werden auch Opiate eingesetzt. Dabei helfen bei Somatoformen Störungen die klassischen Schmerzmittel oft wenig oder gar nicht. Es kann daher sinnvoll sein, zu versuchen, die *Menge an Schmerzmitteln zu reduzieren*, wenn dies nicht zu einer Verschlechterung des Befindens führt. Dabei muss man bei der Reduktion von Opiatschmerzmitteln eine anfängliche *Entzugssymptomatik* als solche einordnen und nicht als Verschlechterung der Schmerzsymptomatik fehldeuten. Es gibt aber auch viele Patienten, die sowohl einen körperlich begründeten Schmerz als auch eine zusätzliche Somatoforme Schmerzstörung haben. Diese Patienten brauchen eine angemessene Schmerztherapie, möglicherweise auch unter Verwendung von Opiaten.

Benzodiazepine

Benzodiazepine spielen in der Behandlung von Patienten mit einer Somatoformen Störung in bestimmten Krankheitsphasen eine berechtigte Rolle.
Es besteht aber eine nicht zu unterschätzende Gefahr, dass Benzodiazepine zu lange oder ohne angemessene Indikation verschrieben werden. Wie bei anderen Patienten auch, ist es immer sinnvoll, verzichtbare Medikamente abzusetzen, auch wenn dies im Falle von Benzodiazepinen etwas länger dauern kann.

2.5 Wirkstoffklassen

2.5.1 SSRI

Selektive Serotonin-Wiederaufnahmehemmer (SSRI) gehören zu den am häufigsten verschriebenen Medikamenten überhaupt. Sie gelten zu Recht als sehr wirkungsvoll und haben häufig auch im gut wirksamen Dosisbereich kaum Nebenwirkungen. Wenn Nebenwirkungen auftreten, dann handelt es sich oft um innere Unruhe oder Getriebenheit, die aber normalerweise nach einigen Wochen der Behandlung wieder abklingen. Sie werden von vielen als notwendige Symptome des Ansprechens der antidepressiven Therapie angesehen. Tatsächlich ist es sehr häufig so, dass Patienten, die zwei Wochen nach Behandlungsbeginn mit einem SSRI unruhig werden, nach vier Wochen eine deutliche Verbesserung und Stabilisierung der Stimmung beschreiben. In bis zu einem Fünftel der Behandlungen mit SSRI treten *Übelkeit* oder andere *gastrointestinale Beschwerden* auf. Hier kann eine Dosisreduktion helfen. Bleibt diese Nebenwirkung bestehen, muss jedoch oft das Präparat umgestellt werden. Man muss das EKG auf eine Verlängerung der QTc-Zeit kontrollieren, da der prominenteste Vertreter der SSRI, das Citalopram, diese Nebenwirkung verur-

sachen kann. Schließlich berichtet ein nicht unerheblicher Teil der männlichen Patienten über eine deutlich verzögerte Ejakulation. Auch hier kann eine Dosisreduktion oft helfen.
Insgesamt gelten SSRI zu Recht als relativ nebenwirkungsarm. Sie verursachen typischerweise weder Gewichtszunahme noch Sedierung und werden normalerweise auch langfristig gut vertragen.

2.5.2 SNRI

Die zweite Gruppe der Antidepressiva sind die Selektiven Serotonin- und Noradrenalin-Wiederaufnahmehemmer (SNRI).
Unter dem Begriff SNRI werden nur die neuen Selektiven Serotonin- und Noradrenalin-Wiederaufnahmehemmer verstanden. Die alten Trizyklika hemmen zwar pharmakologisch gesehen auch die Wiederaufnahme von Serotonin und Noradrenalin, aber eben nicht selektiv, das heißt, sie haben auch relevante Wirkungen auf andere Neurotransmittersysteme. Daher gehören sie in eine andere Klasse. Bei den SNRI steht wie bei den SSRI die Wiederaufnahmehemmung von Serotonin im Vordergrund, sie führen aber zusätzlich noch zu einer relevanten Wiederaufnahmehemmung von Noradrenalin. Da Noradrenalin die Wachheit reguliert, wirken SNRI oft besser antriebssteigernd. Sie werden daher gerne bei psychomotorisch gehemmten Depressiven, also antriebsreduzierten und wenig aktiven Patienten verordnet. Auch ist die Wirksamkeit von SNRI bei Angststörungen und Zwängen oft stärker als die reiner SSRI. Bekannte SNRI sind Venlafaxin und Duloxetin.

2.5.3 NARI

Es gab bis vor kurzem zumindest einen häufiger verschriebenen reinen Noradrenalin-Wiederaufnahmehemmer (NARI), das **Reboxetin**. In den USA war es aufgrund negativer Studien zur Wirksamkeit nie zugelassen. Im November 2009 kam das IQWiG (► Glossar)

nach einer Auswertung von Studien zu der Einschätzung, dass ein Nutzen des Medikaments nicht nachgewiesen werden kann. Reboxetin wird daher in Deutschland seit dem 1. April 2011 nicht mehr von der GKV erstattet.
Aktuell relevant ist **Atomoxetin**, das für die Behandlung des hyperkinetischen Syndroms zugelassen ist. Es ist ein NARI.

2.5.4 Tri- und tetrazyklische Antidepressiva

Trizyklische und tetrazyklische Antidepressiva sind geschichtlich gesehen die ersten spezifisch wirksamen Medikamente in der Behandlung von Depressionen und Angststörungen. Von 1950 bis 1980 waren sie in diesen Anwendungsgebieten die einzige verfügbare Medikation.
Trizyklische Antidepressiva sind in hohen Dosierungen antidepressiv wirksam, erzeugen allerdings schon in mittleren Dosierungen oft unangenehme *Nebenwirkungen* wie Mundtrockenheit, Müdigkeit oder Benommenheit. Daher sind sie als Mittel der ersten Wahl von den SSRI und SNRI weitgehend verdrängt worden.
Sie haben sich aber spezielle Anwendungsgebiete erhalten. So wird gerade das uralte **Amitriptylin** gerne bei leichten bis mittelschweren Depressionen eingesetzt, wenn zugleich eine Sedierung gewünscht ist. Eine abendliche Gabe von 50 mg Amitriptylin fördert den Schlaf und vertreibt leichtes zielloses Grübeln. Auch in der Therapie chronifizierter Schmerzen wird Amitriptylin als Mittel der ersten Wahl empfohlen.

2.5.5 MAO-Hemmer

Die Monoaminoxidasen sind Enzyme, die an den Membranen der intrazellulären Mitochondrien sitzen und dort eine ganze Reihe von Monoaminen abbauen. Monoamine sind Neurotransmitter, die eine Amingruppe haben. Die bekanntesten sind Dopamin, Adrenalin, Serotonin und Histamin.

MAO-A und MAO-B haben unterschiedliche Präferenzen, das heißt, die MAO-A baut bevorzugt andere Monoamine ab als die MAO-B.
Bei den Medikamenten wird darüber hinaus zwischen reversiblen und irreversiblen MAO-Hemmern unterschieden.

MAO-A-Hemmer: Psychiatrie Die MAO-A, die für die Psychiatrie interessanter ist, baut bevorzugt Noradrenalin und Serotonin ab. Sie kommt im Gehirn in katecholaminergen Neuronen vor. Ihre Hemmung erhöht also die Konzentration von Noradrenalin und Serotonin im synaptischen Spalt, was eine antidepressive Wirkung zur Folge hat. **Moclobemid** ist ein reversibler MAO-A-Hemmer. Er wird erfolgreich in der Therapie der Depressionen eingesetzt.

MAO-B-Hemmer: Neurologie Die MAO-B baut hauptsächlich Dopamin und Histamin ab und kommt überwiegend in Gliazellen vor. In der Therapie des Morbus Parkinson werden MAO-B-Hemmer eingesetzt, um den Abbau des beim Morbus Parkinson knappen Botenstoffes Dopamin zu verlangsamen. **Selegilin** und **Rasagilin** sind selektive und irreversible Hemmer der MAO-B, Rasagilin ist fünf- bis zehnfach stärker als Selegilin. Beide Substanzen werden oft zusammen mit einem dopaminergen Medikament verordnet.

Nichtselektive, irreversible MAO-A und MAO-B-Hemmer: Last-Line-Therapie Die nichtselektiven MAO-Hemmer **Tranylcypromin** und **Phenelzin** hemmen irreversibel sowohl MAO-A als auch MAO-B. Sie werden nicht mehr häufig verordnet. Grund sind die etwas umständlichen Ernährungsregeln, die man bei Einnahme eines irreversiblen MAO-Hemmers einhalten muss.

2.6 Wirkstoffe

2.6.1 Citalopram

Citalopram

- ist in Deutschland das am häufigsten verordnete Psychopharmakon. Es ist ein typischer Vertreter der Selektiven Serotonin-Wiederaufnahmehemmer (SSRI) und wird von vielen Ärzten als Mittel der ersten Wahl eingesetzt, wenn ein SSRI indiziert ist.
- kann zur Therapie von depressiven Erkrankungen, Angststörungen und Zwangserkrankungen eingesetzt werden.
- ist wirkstark und nebenwirkungsarm.
- kann eine dosisabhängige Verlängerung des QTc-Intervalls bewirken, daher darf die Tagesdosis 40 mg nicht überschreiten. Für Patienten über 60 Jahre und Patienten mit Leberfunktionsstörungen gilt eine Höchstdosis von 20 mg pro Tag.

Citalopram war 2014 das häufigste in Deutschland verordnete Psychopharmakon. Es wurden 326,4 Millionen definierte Tagesdosen (► Glossar) zu je 20 mg verordnet, insgesamt also 6 528 000 000 mg. Citalopram liegt auf Platz 1 der Verordnungshäufigkeit, weil viele Ärzte es als Präparat ihrer ersten Wahl zur Behandlung von *Depressionen* einsetzen. Darüber hinaus wird es – in höherer Dosierung – auch bei *Angst- und Zwangskrankheiten* erfolgreich eingesetzt, für letztere liegt allerdings keine Zulassung vor (Off-Label-Verordnung). Citalopram ist in der Regel wirkstark und gut verträglich.

Geschichte

Die dänische Pharmafirma Lundbeck war ursprünglich auf der Suche nach einem Antiepileptikum, als sie Citalopram fand. Eine antiepileptische Wirkung hat Citalopram nicht, aber eine starke antidepressive Wirkung. Lundbeck patentierte 1989 Citalopram und konnte es 14 Jahre lang als einziger Anbieter herstellen und verkaufen. Seit Ablauf des Patentes 2003 gibt es zahlreiche Generika, zu einem niedrigeren Preis. Seither hat Citalopram eine immer größere Bedeutung gewonnen, inzwischen ist es das mit Abstand am häufigsten verordnete Antidepressivum in Deutschland.

Pharmakologie

Citalopram ist ein *Selektiver Serotonin-Wiederaufnahmehemmer (SSRI)*. Es hat eine verhältnismäßig lange Halbwertszeit von etwa 36 Stunden, also eineinhalb Tagen. Die Substanz wird in der Leber metabolisiert. Da sie nicht sedierend wirkt, kann die tägliche Dosis morgens eingenommen werden.

Klinischer Einsatz

Citalopram wird bei *depressiven Episoden* als Mittel der ersten Wahl eingesetzt. Das gilt sowohl für unipolare Depressionen als auch depressive Episoden im Rahmen einer bipolaren Störung.
Man beginnt in der Regel mit *20 mg pro Tag* morgens. Diese Dosis reicht für die Therapie mittelschwerer Depressionen, wie sie bei ambulanten Behandlungen häufig sind, meist aus.
Zeigt sich nach drei Wochen noch keine ausreichende Besserung, kann die Dosis auf *30 mg, später auf 40 mg pro Tag* erhöht werden. Im psychiatrischen Krankenhaus wird zur Therapie schwerer Depressionen oft frühzeitiger eine Dosis von *30 bis 40 mg pro Tag* gewählt.

Dosierung

- *Patienten bis zum 65. Lebensjahr:* 10–40 mg/Tag
- *Patienten ab dem 66. Lebensjahr:* 5–20 mg/Tag
- *Patienten mit Leberfunktionsstörungen:* 5–20 mg/Tag

Darüber hinaus ist Citalopram zugelassen zur *Behandlung der Panikstörung* mit und ohne Agoraphobie.
Für die Behandlung der *Zwangserkrankung* ist nicht das Citalopram, wohl aber sein S-Enantiomer, das **Escitalopram**, zugelassen.

Nebenwirkungen

Bis 2011 hat man bei unzureichender Wirkung oft die Dosis auf mehr als 40 mg pro Tag gesteigert. Inzwischen gibt es aber Hinweise darauf, dass Citalopram dosisabhängig das *QTc-Intervall verlängern* kann, was gefährliche Herzrhythmusstörungen verursachen kann. Daher gilt für junge Patienten eine *Höchstdosis von 40 mg*. Für ältere Patienten und Patienten mit Leberfunktionsstörungen sowie Patienten, die Citalopram langsam metabolisieren, gilt eine Höchstdosis von *20 mg pro Tag*.
Wie bei allen Medikamenten, deren Einnahme das QTc-Intervall verlängern kann, sollte bei Gabe von Citalopram der *Elektrolytstatus regelmäßig kontrolliert* und gegebenenfalls normalisiert werden. Die Gabe von weiteren bekanntermaßen die QTc-Zeit verlängernden Substanzen stellt eine Kontraindikation dar, und die Patienten sollten darauf hingewiesen werden, bei »Herzstolpern«, Luftnot oder Ähnlichem einen Arzt aufzusuchen (▶ Rote-Hand-Brief, Link auf S. 36).
Alle SSRI können *Übelkeit* verursachen. Dies kommt häufiger vor, als man meint. Man sollte damit rechnen, dass etwa 20 bis 30 % der Patienten darunter leiden. In diesem Fall sollte zunächst einige Tage abgewartet werden. Geht die Übelkeit nicht von selbst weg, sollte die Dosis reduziert werden. Bleibt die Übelkeit bestehen, ist der Wechsel auf ein anderes Präparat der nächste Schritt.
Eine weitere nicht seltene Nebenwirkung aller SSRI ist ein *verzögerter Orgasmus*. Auch dies kann nach einigen Tagen bis wenigen Wochen von selbst verschwinden, bei einigen Patienten bleibt diese Nebenwirkung allerdings bestehen.

Weitere unerwünschte Wirkungen wie *Mundtrockenheit, Magen-Darm-Beschwerden, Nervosität, Kopfschmerzen, Zittern, Herzklopfen, vermehrtes Schwitzen, Akkommodationsstörungen der Augen* oder *Kraftlosigkeit* treten manchmal zu Beginn der Behandlung auf, legen sich aber meist nach wenigen Tagen.

SSRI und Fruchtbarkeit Im Fachmagazin »Fertility and Sterility« ist eine Studie erschienen, die bei 35 gesunden Männern die Spermienqualität unter Therapie mit SSRI untersucht hat. Das Ergebnis ist, dass bei 30,3 % der behandelten Probanden *DNA-Fragmentierungen*, also Brüche in der DNA der Spermien, festgestellt worden sind, verglichen mit 13,8 % vor Beginn der Therapie. Dazu kam, dass 35 % der behandelten Männer über *erektile Dysfunktion* klagten und 47 % die bekannten *Orgasmusstörungen* beschrieben. Alle diese Nebenwirkungen verschwanden nach Absetzen der SSRI wieder. Da DNA-Fragmentierungen die Fruchtbarkeit reduzieren können, sollten Männer mit Kinderwunsch über diese Nebenwirkung von SSRI aufgeklärt werden.
Ein bestehender Kinderwunsch bei Frauen steht einer Behandlung mit SSRI nicht entgegen. Allerdings sollte man grundsätzlich bei Kinderwunsch genauso vorgehen wie bei Frühschwangerschaften und nur nach sehr strenger Indikationsstellung Medikamente verordnen – in einer möglichst niedrigen Dosis.

Wechselwirkungen

Citalopram darf wie alle anderen SSRI *nicht gemeinsam mit MAO-Hemmern* verordnet werden, da sonst ein Serotoninsyndrom (► Kap. 2.7.1) auftreten kann. Bei einem Wechsel von einem MAO-Hemmer auf Citalopram und umgekehrt ist eine ausreichende Wash-out-Phase von fünf Halbwertszeiten einzuhalten.

Mein persönliches Fazit

Citalopram ist sehr gut verträglich, geht kaum Wechselwirkungen ein und ist in den typischen Dosierungen sehr gut wirksam. Man kann es über lange Zeiträume verschreiben, ohne Schädigungen befürchten zu müssen. Natürlich muss man sich an die EKG-Kontrollen halten. Ich verwende es oft als Medikament der ersten Wahl und komme beispielsweise bei der Depression und bei milden Angststörungen bestimmt in 70 % der Fälle ohne einen Wechsel auf einen anderen Wirkstoff aus.

Weblink

Rote-Hand-Brief zu Citalopram: www.akdae.de/Arzneimittelsicherheit/RHB/Archiv/2011/20111031.pdf

2.6.2 Escitalopram

Escitalopram

- ist das S-Enantiomer des Citaloprams.
- ist wie das Citalopram ein Selektiver Serotonin-Wiederaufnahmehemmer (SSRI).
- wird jeweils mit der halben Dosis des Citaloprams verordnet (10 mg Escitalopram entsprechen 20 mg Citalopram).
- ist genauso wirksam wie Citalopram, bei zumindest gleich guter Verträglichkeit.
- wird von manchen sogar als besser verträglich eingeschätzt als Citalopram, weil das nicht wirksame Enantiomer, das R-Citalopram, nicht im Präparat enthalten ist und so auch keine Nebenwirkungen verursachen kann.
- ist inzwischen als Generikum erhältlich, sodass der Preisunterschied zum Citalopram nur noch geringfügig ist.

Geschichte

1989 patentierte Lundbeck das Citalopram, das seither in vielen Ländern zum mit Abstand häufigst verordneten Antidepressivum geworden ist, auch in Deutschland. Nachdem das Patent für Citalopram ausgelaufen war, patentierte Lundbeck das S-Enantiomer des Citaloprams, das Escitalopram (▶ Abschn. »Pharmakologie«). Inzwischen ist auch dieses patentfrei. Escitalopram wird zu einem nur noch geringfügig höheren Preis vertrieben als Citalopram, sodass in letzter Zeit zunehmend viele Ärzte in ihrem Verschreibungsverhalten Citalopram durch das möglicherweise besser verträgliche Escitalopram ersetzen.

Pharmakologie

Citalopram besteht aus zwei Enantiomeren. Enantiomere verhalten sich wie die linke Hand zur rechten Hand. Wenn man seine linke Hand auf die rechte Hand legt, sieht man, dass diese nicht deckungsgleich sind. Der Daumen der linken Hand liegt über dem kleinen Finger der rechten Hand und der kleine Finger der linken Hand liegt über dem Daumen der rechten Hand. Die beiden Hände sind spiegelbildlich. Genau so kommen die meisten Moleküle in der Natur vor. Häufig hat nur eine der beiden Molekülvarianten eine chemische Wirkung. Stellen Sie sich einen Rezeptor diesbezüglich wie einen Handschuh vor. In einen linken Handschuh passt auch nur eine linke Hand. Genau so verhält es sich mit den beiden Molekülen, die im Citalopram enthalten sind. Citalopram ist eine Mischung aus gleichen Teilen S-(+)-Citalopram und R-(–)-Citalopram. Das wirksame Enantiomer ist das S-(+)-Citalopram, kurz genannt Escitalopram. Nur dieses entfaltet die gewünschten Wirkungen.

In 20 mg Citalopram sind 10 mg S-Citalopram (= Escitalopram) und 10 mg des wirkungslosen R-Citalopram enthalten. Aus diesem Grund entsprechen 20 mg Citalopram immer 10 mg Escitalopram.

Klinischer Einsatz

Escitalopram wird in den gleichen Indikationen verordnet wie Citalopram. Eine unterschiedliche Wirkung ist aus pharmakologischer Sicht nicht zu erwarten. Da für Escitalopram noch einige weitere Zulassungsstudien durchgeführt worden sind, ist es nicht nur zugelassen für *depressive Erkrankungen* und *Panikstörungen* (wie das Citalopram), sondern darüber hinaus auch für *soziale Angststörungen*, *generalisierte Angststörungen* und *Zwangsstörungen*.

Dosierung

- *Patienten bis zum 65. Lebensjahr:* 5–20 mg/Tag
- *Patienten ab dem 66. Lebensjahr:* 5–10 mg/Tag
- *Patienten mit Leberfunktionsstörungen:* 5–10 mg/Tag

Nebenwirkungen

Escitalopram kann wie alle SSRI zu *Übelkeit* und anderen *gastrointestinalen Beschwerden* führen. Auch können *Unruhezustände* mit Symptomen wie *Nervosität*, *Zittern* und *Unrast* auftreten. Oft gehen diese Nebenwirkungen nach einigen Tagen der Behandlung wieder weg.
Auch Escitalopram kann – ebenso wie Citalopram – zu einer dosisabhängigen *QTc-Zeit-Verlängerung* führen. Daher sind regelmäßige EKG-Kontrollen erforderlich.
Wie bei allen SSRI kann es nach dem Absetzen des Medikaments – vor allem nach plötzlichem Absetzen – zu unangenehmen Absetzerscheinungen (► Abschn. 2.7.3) kommen.

Mein persönliches Fazit

Escitalopram ist ebenso wie Citalopram ein sehr gut und sicher wirksames Antidepressivum. Wie beim Citalopram ist es notwendig, regelmäßige EKG-Kontrollen durchzuführen. Seit es kaum noch einen relevanten Preisunterschied zwischen den beiden Präparaten gibt, ersetze ich Citalopram immer häufiger durch Escitalopram. Zwar vermute ich, dass auch die Nebenwirkungen des Citaloprams vom wirksamen Enantiomer des Citaloprams, dem Escitalopram, verursacht werden und es sich insofern vermutlich kein wesentlicher Vorteil von Escitalopram ergibt. Andererseits denke ich grundsätzlich, dass man medikamentös so milde – also möglichst in einer niedrigen Dosierung – und so gezielt wie irgend möglich in den Neurotransmitterstoffwechsel des Menschen eingreifen sollte. Dies spricht im Zweifel für den Einsatz von Escitalopram anstelle von Citalopram.

2.6.3 Venlafaxin

Venlafaxin

- ist ein prominenter Vertreter der Gruppe der Selektiven Serotonin- und Noradrenalin-Wiederaufnahmehemmer (SNRI).
- ist zugelassen zur Behandlung von depressiven Episoden, Angststörungen, Sozialen Phobien, Panikstörungen sowie zur Rückfallprophylaxe bei depressiven Erkrankungen.
- ist in einer Dosis von bis zu 150 mg pro Tag meist gut verträglich.
- verursacht bei höheren Dosierungen bei manchen Patienten innere Unruhe, Getriebenheit und Schlafstörungen.

Geschichte

Venlafaxin wurde 1995 in Deutschland unter dem Namen Trevilor® zugelassen. Seit dem Ablauf des Patentschutzes im Jahre 2008 ist es auch als Generikum erhältlich und wird zunehmend häufig zur Therapie von Depressionen und Angststörungen eingesetzt.

Pharmakologie

Venlafaxin ist ein Vertreter der *SNRI-Klasse*. Es hemmt selektiv die Wiederaufnahme von Serotonin und Noradrenalin. In höheren Dosierungen – klinisch etwa ab 225 mg pro Tag – kann es auch die Wiederaufnahme von Dopamin hemmen.

Klinischer Einsatz

Es ist zugelassen für die *Therapie depressiver Erkrankungen*; in der *Therapie der generalisierten Angststörung* ist es das Mittel der ersten Wahl.

Venlafaxin ist sehr wirkstark: Oft können Depressionen und Angststörungen, die mit einem SSRI nicht ausreichend behandelbar waren, mit Venlafaxin gut und erfolgreich therapiert werden. Auch bei *Zwangsstörungen* wird es mit gutem Erfolg eingesetzt, oft in einer eher höheren Dosierung. Hierfür ist es jedoch nicht zugelassen (Off-Label-Verordnung).

Dosierung

- *leichte und mittlere Depressionen:* 75–150 mg/Tag
- *schwere Depressionen:* 150–300 mg/Tag
- *Zwangsstörungen:* 150–300 mg/Tag (»off-label use«)

Nebenwirkungen

Aufgrund der Serotonin-Wiederaufnahmehemmung verursacht Venlafaxin ähnliche Nebenwirkungen wie Citalopram, also *Übelkeit* und andere *gastrointestinale Beschwerden* sowie manchmal eine *gewisse Unruhe*.

Aufgrund der Noradrenalin-Wiederaufnahmehemmung verursacht es zusätzlich häufig eine ausgeprägtere innere *Unruhe und Getriebenheit*, die bei höheren Dosierungen vergleichbar ist mit dem Gefühl, zu viel Kaffee getrunken zu haben. Dies ist auch der Grund, warum man Venlafaxin immer morgens gibt. Abendliche Gaben

können zu erheblichen Schlafstörungen führen. Ist dieses Gefühl der Unruhe und Getriebenheit zu belastend, sollte zunächst die Dosis reduziert werden. Reicht dies nicht aus, kann entweder auf Duloxetin oder auf ein SSRI gewechselt werden.
Aufgrund der Dopamin-Wiederaufnahmehemmung im sehr hohen Dosisbereich kann Venlafaxin bei einzelnen Patienten *psychotische Symptome* begünstigen.

Mein persönliches Fazit

Venlafaxin erscheint mir etwas wirkstärker als Citalopram in der Therapie der generalisierten Angststörung und der gehemmten Depression zu sein. Es verursacht aber auch mehr Nebenwirkungen, insbesondere eine innere Unruhe und subjektive Getriebenheit, als hätte man zu viel Kaffee getrunken, passend zum zusätzlichen noradrenergen Wirkprinzip. Ich verordne es daher oft als Mittel der zweiten Wahl, wenn Citalopram nicht ausreichend wirksam ist, und versuche, die Dosis nicht höher als 150 mg pro Tag zu wählen. Bei sehr schweren Erkrankungen gehe ich für wenige Wochen auf eine Dosis von 225 mg pro Tag.

2.6.4 Duloxetin

Duloxetin

- ist ein Serotonin- und Noradrenalin-Wiederaufnahmehemmer (SNRI).
- ähnelt pharmakologisch dem Venlafaxin.
- ist für die Therapie der generalisierten Angststörung zugelassen und hat sich hierfür bewährt.
- wird oft bei Depressionen mit somatischen Anteilen und Somatisierungsstörungen eingesetzt.
- kann deutliche Absetzsymptome verursachen.
- ist inzwischen als Generikum erhältlich; die Generika sind aber auch gegenwärtig noch deutlich teurer als andere SSRI und SNRI.

Geschichte

Duloxetin wurde 2004 zunächst zur Behandlung von Schmerzen bei diabetischer Polyneuropathie sowie zur Behandlung von Frauen mit Belastungsharninkontinenz zugelassen. Später folgten die Zulassungen zur Behandlung von Depressionen und generalisierten Angststörungen.

Pharmakologie

Duloxetin ist ein *Serotonin- und Noradrenalin-Wiederaufnahmehemmer.* Sehr viel geringer ausgeprägt hemmt es auch bestimmte Dopaminrezeptoren.
Es wird im Wesentlichen von Cytochrom P_{450} 1A2 und Cytochrom P_{450} 2D6 metabolisiert und anschließend renal ausgeschieden.

Klinischer Einsatz

Viele Ärzte betrachten Duloxetin als einen etwas nebenwirkungsärmeren Nachfolger des Venlafaxins. Es gehört als SNRI pharmakologisch in dieselbe Untergruppe, hat aber bei höheren Dosierungen erfahrungsgemäß etwas weniger Nebenwirkungen.
Vermarktet wurde es zu Beginn sehr stark als Medikament zur *Behandlung von Somatisierungsstörungen* und bei *begleitenden Schmerzen*. Daher verabreichen viele Ärzte es bei diesen recht häufigen Syndromen. Pharmakologisch gibt es aber keinen überzeugenden Grund, warum Duloxetin hier wirksamer sein sollte als andere SNRI.

Dosierung

- *empfohlene Startdosis bei Angststörungen:* 30 mg/Tag
- *empfohlene Startdosis bei Depressionen:* 60 mg/Tag
- *empfohlene Erhaltungsdosis:* 60 mg/Tag, bei unzureichender Wirksamkeit Steigerung auf die Höchstdosis von 120 mg/Tag möglich

Nebenwirkungen

Duloxetin kann wie alle SNRI unter anderem *Übelkeit*, andere *gastrointestinale Beschwerden*, *Unruhe* und *sexuelle Dysfunktion* verursachen. Vor allem plötzliches Absetzen kann zu typischen *Absetzsymptomen* führen.

Mein persönliches Fazit

Obwohl Duloxetin seit 2014 als Generikum erhältlich ist, ist es gegenwärtig immer noch deutlich teurer als das in der Wirkung meiner Einschätzung nach gleichwertige Venlafaxin. Allerdings verursacht es meiner Erfahrung nach im höheren Dosisbereich weniger Nebenwirkungen, insbesondere weniger Unruhe und Getriebenheit als Venlafaxin. Die Patienten sind daher mit der Behandlung spürbar zufriedener. Ich verordne oft als Startdosis 30 mg pro Tag, die ich nach drei Tagen auf 60 mg pro Tag steigere. 90 mg verordne ich eher bei schweren Depressionen und Angststörungen. Die zugelassene Höchstdosis von 120 mg pro Tag vermeide ich für die langfristige Behandlung, da unter dieser Dosis Unruhe und Getriebenheit häufig sind. Zu Beginn der Behandlung mit Duloxetin, insbesondere nach etwa zwei Wochen, erfrage ich sehr engmaschig und ausführlich suizidale Impulse.

2.6.5 Vortioxetin

Vortioxetin

- ist ein Serotonin Wiederaufnahmehemmer (SSRI). Darüber hinaus hat es an unterschiedlichen Serotoninrezeptor-Subtypen agonistische oder antagonistische Wirkungen.
- scheint in der Wirkung den klassischen SSRI ebenbürtig zu sein.
- verursacht dem aktuellen Studienstand nach wenig Nebenwirkungen, insbesondere keine relevante QTc-Zeit-Verlängerung, kaum Müdigkeit oder sexuelle Dysfunktion.

Vortioxetin

- steht im Ruf, besser wirksam gegen kognitive Störungen im Rahmen einer Depression zu sein.
- scheint nicht so gut wirksam zu sein gegen Angststörungen.
- ist noch patentgeschützt.

Geschichte

Vortioxetin ist seit Dezember 2013 in Europa zugelassen. Seit Mai 2015 ist es in Deutschland unter dem Namen Brintellix® im Handel. Es handelt sich um ein neuartiges, multimodal wirkendes Antidepressivum, das aufgrund einiger Besonderheiten möglicherweise einen Vorteil gegenüber Vergleichssubstanzen wie Citalopram bieten kann.

Pharmakologie

Zunächst einmal ist Vortioxetin ein *Serotonin-Wiederaufnahmehemmer* wie Citalopram oder andere SSRI. Darüber hinaus hat es aber antagonistische und agonistische Wirkungen an unterschiedlichen Serotoninrezeptoren: Vortioxetin wirkt antagonistisch an 5-HT_3-, 5-HT_7- und 5-HT_{1D}-Rezeptoren sowie agonistisch am 5-HT_{1A}-Rezeptor und partialagonistisch am 5-HT_{1B}-Rezeptor. Es hemmt den 5-HT-Transporter, was offenbar die Neurotransmission in verschiedenen Systemen moduliert. Die Herstellerfirma formuliert dies so: »Vortioxetin ist ein Serotoninmodulator und -stimulator«.
Vortioxetin wird über das Cytochrom-P_{450}-(CYP-)System metabolisiert, hauptsächlich über das CYP 2D6.

Klinischer Einsatz

Die antidepressive Wirksamkeit von Vortioxetin scheint der des Citaloprams ebenbürtig zu sein. Aber es verursacht dem aktuellen Wissensstand nach offenbar weniger Nebenwirkungen. Zum einen

ist bislang keine QTc-Zeit-Verlängerung unter Vortioxetin bekannt. Dies erleichtert den *Einsatz bei komorbid erkrankten Herzpatienten* und reduziert die Anzahl der Kontroll-EKGs. Zum zweiten moduliert Vortioxetin über eine selektive $5\text{-}HT_3$-, $5\text{-}HT_7$- und $5\text{-}HT_{1D}$-Rezeptor-Blockade den Serotoninhaushalt in einer besonderen Art und Weise. Man erhofft sich hiervon im Rahmen der *Behandlung von Depressionen*, für die es zugelassen ist, eine bessere Wirkung auf kognitive Störungen.
Da viele Antidepressiva auch bei *Angststörungen* gut wirksam sind, lag eine Überprüfung hier nahe. Allerdings zeigte sich Vortioxetin der bisherigen Studienlage nach als dem Placebo nicht sicher überlegen.

Dosierung

- *Patienten ≤65 Jahre:* mit 10 mg morgens anfangen, je nach klinischem Ansprechen die Dosis bei 10 mg belassen, auf 15–20 mg steigern oder auf 5 mg reduzieren
- *Patienten >65 Jahre:* mit 5 mg morgens anfangen, je nach klinischem Ansprechen die Dosis bei 5 mg belassen oder auf 10 mg steigern

Nebenwirkungen

Wie praktisch alle SSRI verursacht Vortioxetin als häufigste Nebenwirkungen *Übelkeit* und andere *gastrointestinale Beschwerden*. Bemerkenswert ist allerdings, welche Nebenwirkungen Vortioxetin nicht macht: Es verursacht zumeist keine Gewichtszunahme und in einer Dosis bis *15 mg pro Tag* keine sexuelle Dysfunktion. Außerdem soll es die QTc-Zeit nicht verlängern.

Mein persönliches Fazit

Vortioxetin scheint bezogen auf die Wirksamkeit mit anderen SSRI wie Citalopram gleichauf zu liegen. Allerdings hat es – zumindest dem bisherigen Kenntnistand nach – deutlich weniger Nebenwirkungen. In der Praxis ist von großer Bedeutung, dass es offenbar nicht zu einer QTc-Zeit-Verlängerung führt. Auch soll es in Dosierungen bis 15 mg pro Tag keine relevante sexuelle Dysfunktion verursachen.

Inwieweit es besser als andere SSRI gegen kognitive Störungen bei Depressionen hilft, kann ich noch nicht einschätzen.

Gegen Angststörungen scheint es schlechter zu wirken als Venlafaxin oder Citalopram.

2.6.6 Mirtazapin

Mirtazapin

- ist ein NaSSA, ein noradrenerg und spezifisch serotonerges Antidepressivum.
- wirkt über eine Hemmung des Histaminrezeptors H_1 deutlich sedierend und wird daher gerne zur Nacht gegeben.
- wird aus dem gleichen Grund häufig bei agitierten Depressionen verwendet.
- kann zu einer deutlichen Gewichtszunahme führen.

Pharmakologie

Mirtazapin ist ein *tetrazyklisches Antidepressivum.* Es ist noradrenerg und spezifisch serotonerg (NaSSA). Zusätzlich blockiert es Alpha$_2$-Rezeptoren, was eine Modulation der Serotoninfreisetzung bewirkt. Es hemmt die Serotoninrezeptoren 5-HT$_2$ und 5-HT$_3$, nicht jedoch 5-HT$_1$. Hierdurch wird die Serotoninwirkung auf den 5-HT$_1$-Rezeptor relativ verstärkt, daher die Bezeichnung selektiv serotonerg. Darüber hinaus bewirkt Mirtazapin eine starke Hemmung des Histaminrezeptors H_1. Aus diesem Grund ist es stark sedierend.

Klinischer Einsatz

Mirtazapin wird klinisch vor allem bei *agitierten Depressionen* und bei *Depressionen mit ausgeprägten Schlafstörungen* eingesetzt. Bereits eine Dosis von *7,5 mg zur Nacht* hat einen deutlichen schlafanstoßenden Effekt. Eine Gabe von *15 bis 30 mg zur Nacht* führt häufig dazu, dass Schlafstörungen abklingen. Bei *30 bis 45 mg pro Tag* muss man allerdings aktiv nachfragen, ob es einen *morgendlichen Overhang* gibt, der Patient also noch zum Frühstück müde und sediert ist. Dann sollte man die Dosis tunlichst senken. Eine Überlegenheit der antidepressiven Wirkung über die von SSRI konnte nicht belegt werden.

Dosierung

- *7,5 mg zur Nacht:* schlafanstoßend
- *15–30 mg zur Nacht:* mittlere antidepressive Wirkung, Schlafstörungen klingen ab
- *30–45 mg zur Nacht:* gute antidepressive Wirkung, morgendlicher Overhang häufig

Nebenwirkungen

Neben der *Sedierung*, die bei getriebenen Patienten oftmals eine gewünschte Wirkung ist und auch subjektiv als Schlafverbesserung in vielen Fällen begrüßt wird, gibt es noch eine weitere Nebenwirkung, die allerdings eindeutig negativ ist: Mirtazapin führt häufig zu einer *deutlichen Gewichtszunahme*. Darüber hinaus verstärkt es die sedierenden Eigenschaften von *Alkohol und Benzodiazepinen*. Um den Schlaf zu verbessern, wird deshalb zum morgendlichen SSRI oft zusätzlich Mirtazapin in niedriger Dosis abends dazu gegeben. Mit Abklingen der akuten depressiven Symptomatik kann Mirtazapin abgesetzt werden, der SSRI bleibt.

Mein persönliches Fazit

Mirtazapin wirkt bereits in einer Dosis von 7,5 mg zur Nacht gut schlafördernd und entlastet viele depressive Patienten, die unter Schlafstörungen leiden, bereits ab der ersten Gabe. Ich kombiniere daher oft 20 mg Citalopram morgens mit 7,5 bis 15 mg Mirtazapin abends. Wenn die Depression – und mit ihr die Schlafstörung – abgeklungen ist, setze ich das Mirtazapin ab und verschreibe Citalopram zur Phasenprophylaxe. Eine antidepressive Medikation nur mit Mirtazapin wähle ich selten, da es zu oft zu einer deutlichen Gewichtszunahme führt.

2.6.7 Agomelatin

Agomelatin

- ist ein leicht modifiziertes synthetisches Analogon des menschlichen Hormons Melatonin.
- wirkt agonistisch an den Melatoninrezeptoren M_1 und M_2 sowie schwach antagonistisch auf die serotonergen $5\text{-}HT_{2C}$-Rezeptoren.
- kann relevante Leberwerterhöhungen verursachen, diese müssen daher unter Therapie mit Agomelatin regelmäßig kontrolliert werden.
- wirkt möglicherweise besser schlafregulierend als andere Antidepressiva.
- verursacht auch bei plötzlichem Absetzen keine Absetzerscheinungen.

Geschichte

Antidepressiva sind üblicherweise Selektive Serotonin-Wiederaufnahmehemmer (SSRI), Selektive Serotonin- und Noradrenalin-Wiederaufnahmehemmer (SNRI) oder von diesen leicht abgewandelte Modifikationen. Die Substanzen dieser Wirkstoffklassen sind sehr bewährt, sie werden seit Jahrzehnten als Medikamente

der ersten Wahl bei Depressionen, Angst- und Zwangsstörungen erfolgreich eingesetzt. Das Interesse ist natürlich sehr groß, wenn ein neuartiges Antidepressivum auf den Markt kommt, das ein komplett anderes Rezeptorbindungsprofil hat. Ein solches pharmakologisch ganz andersartiges Medikament könnte bei Patienten wirken, bei denen SSRI oder SNRI nicht gut helfen und man könnte sich ein anderes und besser verträgliches Nebenwirkungsprofil vorstellen.
Im Jahr 2009 hat Servier das Melatonin-Analogon Agomelatin unter dem Präparatenamen Valdoxan® in Deutschland zur Behandlung von Episoden einer Major-Depression auf den Markt gebracht. Melatonin hat einen wesentlichen Einfluss auf den Tag-Nacht-Rhythmus. In den USA ist Melatonin als Nahrungsergänzungsmittel in Supermärkten und Drogerien frei verkäuflich und wird dort vor allem als Mittel gegen *Jetlag, Schlafstörungen* und *zur Prophylaxe der Migräne* beworben. In der EU ist es unter dem Namen Circadin® zur *kurzfristigen Behandlung von Schlafstörungen* bei Patienten ab 55 Jahren zugelassen, hier aber rezeptpflichtig.

Pharmakologie

Agomelatin ist ein chemisch stabileres Analogon des menschlichen Hormons Melatonin. Wie Melatonin wirkt es agonistisch an den MT_1- und MT_2-Rezeptoren. Darüber hinaus wirkt es schwach antagonistisch auf die 5-HT_{2C}-Rezeptoren im Nucleus suprachiasmaticus. Über diesen Mechanismus soll es die »innere Uhr« des Menschen beeinflussen und zirkadiane Rhythmen resynchronisieren. Diese 5-HT_{2C}-Rezeptor-Hemmung soll auch zum antidepressiven Effekt beitragen. Auch Mirtazapin, Mianserin und Amitriptylin wirken unter anderem antagonistisch am 5-HT_{2C}-Rezeptor.

Klinischer Einsatz

In Deutschland ist Agomelatin in der Indikation *Depressionen* zugelassen, nicht aber als *Schlafmittel*. In den Jahren nach der Zulassung

wurde Agomelatin zunachst recht optimistisch eingesetzt, in der Hoffnung, ein wirksames Antidepressivum mit wenigen Nebenwirkungen zu haben.
Die anfängliche Begeisterung für Agomelatin hat sich inzwischen deutlich gelegt. Bei schweren Depressionen wird es kaum eingesetzt. Am ehesten wird es bei *leichten bis mittleren Depressionen mit ausgeprägten Schlafstörungen* verschrieben. Auch eine Kombination mit klassischen SSRI ist nicht selten.

Dosierung

- *in den ersten zwei Wochen:* täglich 25 mg zur Nacht
- *keine Besserung der Symptomatik nach zweiwöchiger Behandlung:* Dosis auf 50 mg (= Höchstdosis) zur Nacht erhöhen

Nebenwirkungen

Agomelatin kann Transaminasenwerte erhöhen, was auf eine *Leberschädigung* hinweisen kann. Daher sollen laut Fachinformation bei allen Patienten, die Agomelatin erhalten, vor Beginn, nach drei Wochen, nach sechs Wochen, nach zwölf Wochen, nach 24 Wochen und danach in sinnvollen Abständen weiterhin die Leberwerte kontrolliert werden. Nach einer Dosissteigerung sollen erneut die gleichen Kontrollintervalle wie bei einer Neueinstellung eingehalten werden. Patienten mit Leberfunktionsstörungen sollen kein Agomelatin erhalten. Die *European Medicines Agency* empfiehlt, dass Agomelatin älteren Patienten ab 75 Jahren nicht mehr verordnet werden soll, da das Verhältnis aus zu erwartendem Nutzen und zu befürchtendem Schaden negativ sei.

Mein persönliches Fazit

Agomelatin kann meiner Erfahrung nach geeignet sein, Schlafstörungen bei Depressionen zu lindern. Der eigenständige antidepressive Effekt ist meiner persönlichen Einschätzung nach jedoch eher

schwach. Den Vorteilen stehen aber mit der inzwischen bekannt gewordenen potenziellen Leberschädigung und der daraus resultierenden Notwendigkeit zu regelmäßigen Laborkontrollen deutliche Nachteile gegenüber.
Ich selbst verordne es manchmal in Kombination mit einem anderen Antidepressivum in einer Dosis von 25 mg zur Nacht, um depressionstypische Schlafstörungen zu lindern.

2.6.8 Amitriptylin

Amitriptylin

- ist ein trizyklisches Antidepressivum.
- wurde 1962 auf den Markt gebracht und dominierte über mehrere Jahrzehnte die medikamentöse antidepressive Therapie.
- wird immer noch sehr häufig verschrieben, vor allem, wenn eine leichte antidepressive Wirkung und eine milde Sedierung erzielt werden sollen.
- verursacht vor allem in höheren Dosisbereichen häufig Nebenwirkungen, insbesondere Mundtrockenheit, Müdigkeit und Harnverhalt.
- wird adjuvant als Mittel der ersten Wahl bei chronifizierten Schmerzen eingesetzt.

Geschichte

Amitriptylin ist das wohl bekannteste trizyklische Antidepressivum. Es wurde 1960 erstmalig synthetisiert und 1962 auf den Markt gebracht. Es war lange Jahre, bis zum Aufkommen der SSRI, das meist verordnete Antidepressivum weltweit.

Pharmakologie

Amitriptylin hemmt relativ unselektiv die Wiederaufnahme von Monoaminen, hauptsächlich allerdings die Wiederaufnahme von Serotonin und Noradrenalin. Darüber hinaus wirkt es anticholinerg und antihistaminisch, was die sedierende Wirkung sowie die häufige Nebenwirkung Mundtrockenheit erklärt.

Klinischer Einsatz

Amitriptylin wird sehr oft verschrieben, wenn eine *leichte antidepressive Wirkung* in Verbindung mit einer *milden Sedierung* angestrebt wird. Sehr viele Patienten erhalten dieses Präparat und kommen sehr gut damit zurecht. Auch in der Behandlung *chronifizierter Schmerzen* wird es mit guten Erfolg und guter Verträglichkeit oft über mehrere Jahre eingesetzt.

Dosierung

- *leichte Depressionen, milde Sedierung erwünscht:* 12,5–100 mg/Tag
- *chronifizierte Schmerzen:* 50–100 mg zur Nacht

Nebenwirkungen

Die Behandlung einer schweren Depression mit Amitriptylin ist allerdings nur durch die Gabe von höheren Dosierungen möglich, etwa 150 bis 200 mg pro Tag. Dann sind die Nebenwirkungen, insbesondere *Mundtrockenheit*, *Müdigkeit* und gegebenenfalls *Harnverhalt* jedoch oft so ausgeprägt, dass sie den wirksamen Einsatz limitieren.

Mein persönliches Fazit

Die Wirksamkeit von 50 mg Amitriptylin bei chronifizierten Schmerzen ist gut belegt; hier hat es immer noch einen festen Stellenwert. Vereinzelt verordne ich es als mildes Sedativum mit begleitender antidepressiver Komponente. Die reine antidepressive Wirkung ist in verträglichen Dosierungen jedoch der Wirkung moderner Antidepressiva so deutlich unterlegen, dass ich es in dieser Indikation praktisch nicht einsetze.

2.6.9 Moclobemid

Moclobemid

- ist ein reversibler, selektiver Hemmer der MAO-A.
- erhöht über eine Hemmung der MAO-A die Verfügbarkeit von Noradrenalin und Serotonin in der präsynaptischen Zelle.
- macht es im Gegensatz zum irreversiblem MAO-Hemmer Tranylcypromin nicht erforderlich, eine strenge tyraminarme Diät einzuhalten. Allerdings wird empfohlen, besonders tyraminreiche Lebensmittel mit Vorsicht zu genießen.
- erfordert bei Umstellungen im Gegensatz zum irreversiblen MAO-Hemmer Tranylcypromin nur eine kurze Auswaschphase.

Klinischer Einsatz

Moclobemid, zu Beginn patentiert vermarktet als Aurorix®, ist der aktuellste Vertreter aus der Gruppe der MAO-Hemmer. Moclobemid ist ein reversibler MAO-A-Hemmer.
Er wird oftmals in der Behandlung von *Depressionen und Angststörungen* eingesetzt, wenn mehrere zuvor versuchte andere Antidepressiva (SSRI, SNRI) nicht ausreichend wirksam waren.

Dosierung

- *300–600 mg/Tag*, verteilt auf zwei bis drei Gaben

Wirkstoffumstellung

Bei einer Umstellung von einem anderen Antidepressivum auf Moclobemid ist bei regulären Stoffwechselverhältnissen *keine Auswaschphase* erforderlich.

Beim Umstieg von Moclobemid auf einen SSRI ist eine *Auswaschphase von wenigen Tagen* zu empfehlen. Beim Umstieg auf ein Trizyklikum ist in der Regel *keine Auswaschphase* erforderlich.

Wechselwirkungen

Die Kombination von Moclobemid mit anderen serotonergen Substanzen wie Ecstasy, Opiaten, Opioiden, Triptanen, Mescalin, Amphetaminen sowie Kombinationen mit anderen Antidepressiva können zu einem *Serotoninsyndrom* (▸ Abschn. 2.7.1) führen. Dies ist bei der Verschreibung weiterer Medikamente zu beachten. Der Patient muss darüber aufgeklärt werden.

Nebenwirkungen

Bei der älteren Generation der MAO-Hemmer, die im Gegensatz zum Moclobemid eine irreversible Hemmung bewirken, ist eine strikte Tryptophan- und tyraminarme Diät erforderlich, um unangenehme Nebenwirkungen zu vermeiden. Diese ist *bei Moclobemid nicht erforderlich*. Es sollten aber sicherheitshalber *besonders tyraminreiche Speisen nur mit Vorsicht genossen* werden.

Mein persönliches Fazit

Moclobemid ist ein »Reserveantidepressivum«, das eingesetzt werden kann, wenn andere Antidepressiva wie SSRI und SNRI nicht ausreichend wirksam waren oder nicht vertragen wurden. In solchen Fällen ist es oft gut wirksam. Vor einer Verordnung muss aber ein sorgfältiger Interaktions-Check durchgeführt und der Patient ausreichend aufgeklärt werden.

Weblinks

Tabelle von in Deutschland zugelassenen Medikamenten mit den jeweiligen DDD: www.dimdi.de/dynamic/de/klassi/downloadcenter/atcddd/version2015

Rote-Hand-Brief zu Citalopram: www.akdae.de/Arzneimittelsicherheit/RHB/Archiv/2011/20111031.pdf

Abstract »Adverse effect of paroxetine on sperm«: www.fertstert.org/article/S0015-0282(09)01007-3/abstract

2.7 Nebenwirkungen

2.7.1 Serotoninsyndrom

Das Serotoninsyndrom

- ist eine Folge einer zu hohen Serotoninwirkung im Gehirn.
- wird häufig ausgelöst durch Intoxikationen mit serotonergen Antidepressiva oder die gleichzeitige Einnahme eines MAO-Hemmers und eines SSRIs.
- zeigt sich klinisch durch Getriebenheit, Unruhe und Bewusstseinsstörungen.

Früher hörte man häufiger vom Serotoninsyndrom. In der Zeit, in der irreversible MAO-Hemmer wie Tranylcypromin häufiger in der Therapie der Depressionen eingesetzt wurden, klärten die Psychiater auf, dass diese Medikamente nur mit einer bedachten Ernährungsweise eingenommen werden dürfen. **Tranylcypromin** hemmt die MAO und damit den Abbau endogener Amine, was die antidepressive Wirkung erklärt. Es *hemmt* aber auch *den Abbau von Aminen*, die mit der Nahrung zugeführt werden, wie etwa Tyramin, das in höherer Konzentration in Käse, Rotwein, Bananen, Geflügelleber oder Schokolade vorkommt. Eine zu hohe Tyraminkonzentration verursacht *sympathomimetische Nebenwirkungen* wie Blutdrucksteigerung und Tachykardie. Das muss man auch heute noch wissen, denn es gibt immer wieder Patienten, die MAO-Hemmer wie Moclobemid (reversibel) oder Tranylcypromin (irreversibel) verordnet bekommen. Hier kann es im Rahmen

einer unangemessenen Ernährung zu einem Serotoninsyndrom kommen.
Die Kombination von einem MAO-Hemmer mit einem anderen serotonergen Medikament ist kontraindiziert. Sie ist ein klassischer Auslöser eines Serotoninsyndroms.
Weitere *Stoffe, deren gleichzeitige Einnahme ein Serotoninsyndrom* begünstigen kann, sind:

- MAO-Hemmer
- SSRI wie Citalopram
- SNRI wie Duloxetin und Venlafaxin
- Trizyklische Antidepressiva
- Lithium
- Opiat-Schmerzmittel
- Triptane (zur Behandlung der Migräne)
- Cocain, Amphetamine, Ecstasy

Diagnosekriterien

Für das Serotoninsyndrom gelten die *Diagnosekriterien nach Sternbach*:

- Neuverordnung oder Dosissteigerung eines serotonergen Medikaments
- Vorliegen von mindestens drei der folgenden Symptome:
  - Bewusstseinsstörung
  - Agitation (Aufgeregtheit ohne erkennbaren Grund)
  - Myoklonien (Muskelverkrampfungen)
  - Hyperreflexie (gesteigerte Reflexe)
  - Schwitzen
  - Frösteln
  - Tremor (Zittern)
  - Diarrhoe (Durchfall)
  - Koordinationsstörung
  - Fieber

- Ausschluss anderer Ursachen: Infektionen, metabolische Störungen, Abusus oder Entzug von Substanzen
- keine kürzlich begonnene Therapie oder Dosissteigerung eines Neuroleptikums

Differenzialdiagnose

Das klinische Bild des Serotoninsyndroms ähnelt dem des Malignen Neuroleptischen Syndroms (MNS), das im Einzelfall ebenfalls durch die neueren Antidepressiva ausgelöst werden kann.

Faustregel zur *Unterscheidung von Serotoninsyndrom und Malignem Neuroleptischen Syndrom*: Beim Serotoninsyndrom ist der Betroffene hyperaktiv und agitiert, beim MNS gehemmt bis bewegungsunfähig.

2.7.2 Antidepressiva und Suizidalität

Es gibt seit etwa 2005 eine Debatte, ob Antidepressiva in der ersten Behandlungsphase Suizidgedanken verstärken können oder nicht. Damals zeigte sich in verschiedenen Studien eine Zunahme suizidaler Gedanken unter SSRI, insbesondere bei Kindern und Jugendlichen. Mehrere Hersteller nahmen daher Warnhinweise in ihre Fachinformationen auf.

Kliniker wissen, dass es etwa zwei Wochen nach täglicher Einnahme eines Antidepressivums zu einer deutlichen Antriebssteigerung kommen kann. Die stimmungsaufhellende Wirkung kommt aber oft erst nach etwa vier Wochen. In der Zwischenzeit resultiert ein Zustand, der für die Patienten oft schwer auszuhalten ist: Die Stimmung ist noch depressiv, hoffnungslos, verzweifelt; nun ist aber eine innere Unruhe und Rastlosigkeit hinzugekommen. In dieser Phase ist es erforderlich, suizidale Gedanken explizit zu erfragen, um einen Suizidversuch zu verhindern. In manchen Fällen wird in

dieser Phase ein Benzodiazepin ergänzt, um die quälende innere Unruhe zu lindern.
Inzwischen wurde sehr viel auf diesem Gebiet geforscht; einen aktuellen Überblick über die Datenlage geben Gründer et al. (2014). Zu beachten ist, dass zwar suizidale Gedanken in manchen Studien häufiger verzeichnet worden sind, für eine erhöhte Rate an vollendeten Suiziden gibt es aber keine tragfähigen Hinweise. Vielmehr ist davon auszugehen, dass die Suizidgefährdung insgesamt unter Behandlung deutlich niedriger ist als ohne Behandlung. Eine erhöhte Aufmerksamkeit für suizidale Gedanken ist allerdings insbesondere in den ersten Wochen der Behandlung erforderlich.

Literatur

Gründer PDG, Veselinović T, Paulzen M. Antidepressiva und Suizidalität. Der Nervenarzt 2014; 85: 1108–16.

2.7.3 Absetzerscheinungen

Wenn man SSRI oder SNRI nach längerer Einnahme plötzlich absetzt, kann es in manchen Fällen zu unangenehmen Absetzerscheinungen kommen. Es gibt ein breites Spektrum an möglichen Symptomen, das von grippeähnlichen Beschwerden über Schwäche, Kopfschmerzen, Sehstörungen bis hin zu psychischen Symptomen wie Angst, Unruhe, Aggressionen und Stimmungsschwankungen reicht. Häufig werden auch *elektrisierende Parästhesien* (umgangssprachlich *zaps* oder auch *brain zaps*) genannt. Das sind plötzlich auftretende, unangenehme, elektrisierende Missempfindungen an Armen und Beinen. Diese verschwinden in der Regel nach einigen Tagen wieder von selbst.
Fava et al. 2015 kamen mittels einer Metaanalyse zu dem Ergebnis, dass das schrittweise Absetzen nicht signifikant vorteilhafter ist gegenüber einem plötzlichen Absetzen.

Literatur
Fava GA et al. Withdrawal symptoms after selective serotonin reuptake inhibitor discontinuation: a systematic review. Psychother Psychosom 2015; 84: 72–81.

2.8 Welches Antidepressivum gebe ich wem?

Wenn ich mich entschieden habe, ein Antidepressivum zu verordnen, muss ich im zweiten Schritt einen bestimmten *Wirkstoff auswählen*. Es gibt einige unterscheidbare Konstellationen, aber natürlich keine Patentlösungen.
Dieser Abschnitt beschreibt, wie ich in bestimmten wiederkehrenden Situationen oft vorgehe. Der hier beschriebene Weg ist nicht der einzige richtige. Es ist lediglich eine vereinfachte Darstellung meines typischen Vorgehens. Ich würde mich sehr freuen, von Ihnen zu hören, nach welchem Algorithmus Sie Antidepressiva auswählen. Mailen Sie mir Ihr Vorgehen an psychopharmakologie@icloud.com!

Der erfolgreich vorbehandelte Patient Hat ein Patient schon mal ein bestimmtes Antidepressivum erhalten und hat es bei guter Verträglichkeit überzeugend gewirkt, dann gebe ich das gleiche wieder.

Unipolare und bipolare Depressionen Bei unipolaren und bipolaren Depressionen wähle ich das Präparat nach dem **psychomotorischen Antrieb** des Patienten aus. Handelt es sich um eine Depression mit reduziertem, normalem oder gesteigertem Antrieb (agitierte Depression)?

Stark reduzierter Antrieb Bei Patienten, die einen stark reduzierten Antrieb haben, beginne ich mit **Duloxetin**, da dies sowohl die

Serotonin- als auch die Noradrenalin-Wiederaufnahme hemmt, was den Antrieb steigert. Meine *Zieldosis* liegt bei *60 bis 90 mg pro Tag.*

Leicht reduzierter und normaler Antrieb Bei etwas reduziertem und normalem Antrieb verordne ich im ersten Schritt **Citalopram**. Meine *Zieldosis* liegt bei *40 mg pro Tag.* In der Regel führt dies zu einem guten Ergebnis. Führt dies nicht zum gewünschten Erfolg, wechsele ich bei einer Depression mit reduziertem Antrieb nach zwei Wochen auf Duloxetin, weil dies nicht nur wie Citalopram die Serotonin-Wiederaufnahme, sondern zusätzlich auch die Noradrenalin-Wiederaufnahme hemmt: Dies steigert den Antrieb. Bei Patienten mit einem normalen Antrieb wechsele ich erst nach etwa drei bis vier Wochen ohne erkennbaren Therapieerfolg auf Duloxetin.

Gesteigerter Antrieb Bei Patienten mit *gesteigertem Antrieb* und insbesondere *bei Schlafstörungen* bevorzuge ich **Mirtazapin** zur Nacht. Dies empfehle ich aber nur, wenn kein Gewichtsproblem besteht und nachdem ich über die Möglichkeit einer Gewichtszunahme unter Mirtazapin informiert habe. Ich beginne mit *15 mg zur Nacht.* Je nach Schwere der Schlafstörung und Agitation steigere ich Mirtazapin auf bis zu 30 mg zur Nacht. Wenn die Schlafstörungen und die Agitation bereits unter 15 mg Mirtazapin zur Nacht deutlich abklingen, kombiniere ich dies mit *20 bis 40 mg Citalopram am Morgen*, um die antidepressive Wirkung zu verstärken, ohne die Gefahr der Gewichtszunahme zu erhöhen. *Adipösen Patienten mit gesteigertem Antrieb* empfehle ich Citalopram in Kombination mit einem niederpotenten Neuroleptikum.

Alternative Wirkstoffe

Mit dem oben genannten Algorithmus komme ich in vielen Fällen aus. Reicht die Wirkung nicht aus oder kommt es zu Nebenwirkungen, verwende ich folgende alternative Wirkstoffe:

Wenn Citalopram nicht vertragen wird Wenn Citalopram nicht vertragen wird, wechsele ich auf sein wirksames Enantiomer **Escitalopram**. Es kann im Einzelfall besser verträglich sein, weil das nicht wirksame Enantiomer, das jedoch Nebenwirkungen verursachen kann, nicht im Medikament enthalten ist.

Wenn Duloxetin nicht stark genug wirkt Wenn Duloxetin nicht stark genug wirkt, gebe ich **Venlafaxin**. Beide hemmen sowohl die Serotonin- als auch die Noradrenalin-Wiederaufnahme. Venlafaxin hemmt in hoher Dosis unerwünschterweise auch die Dopamin-Wiederaufnahme und kann daher wahnhafte Symptome auslösen oder verstärken. Es macht stärker unruhig als Duloxetin, wirkt aber manchmal stärker.

Was ist mit den »alten« Antidepressiva?

Clomipramin gebe ich manchmal als Augmentation bei Zwangserkrankungen.
Amitriptylin gebe ich manchmal bei chronifizierten Schmerzstörungen.
Fluoxetin, **Fluvoxamin**, **Mianserin**, **Paroxetin** und alle anderen älteren Antidepressiva gebe ich nur, wenn ein Patient damit schon einmal erfolgreich behandelt worden ist. Ansonsten verwende ich diese Substanzen aufgrund eher stärkerer Nebenwirkungen – und insbesondere im Fall von Fluvoxamin stärkerer Wechselwirkungen – nicht.

Wenn das alles nicht hilft?

- Schritt 1: Augmentation mit Lithium. Hilft oft.
- Schritt 2: Augmentation mit Schilddrüsenhormon. Hilft selten. Dies mache ich nur in Einzelfällen.

Wahnhafte Komponente Bei Vorliegen einer wahnhaften Komponente oder wahnähnlichem Grübeln ergänze ich mit einem niedrig dosierten Neuroleptikum, z. B. **Olanzapin** 5 mg pro Tag.

Schwere wahnhafte Depression Bei einer schweren wahnhaften Depression ist die **Elektrokrampftherapie (EKT)** die Therapie der ersten Wahl. Sie ist der Pharmakotherapie bei dieser Indikation überlegen, da sie schneller, sicherer und letztlich auch verträglicher wirkt.

Begleitsymptomatik Angst Bei Patienten mit sehr großer Angst und ohne Abhängigkeit in der Vorgeschichte ist die zusätzliche Verordnung eines **Benzodiazepins** zu erwägen.

3 Neuroleptika

Der immer noch häufig verwendete Begriff »Neuroleptika« ist eigentlich veraltet. Die ersten Neuroleptika wirkten sowohl sedierend als auch – zumindest in höherer Dosierung – antipsychotisch. Daher fasste man alle diese Substanzen unter dem Überbegriff Neuroleptika zusammen.
Inzwischen gibt es Substanzen, die nur antipsychotisch wirken, also Wahn und Halluzinationen lindern. Diese Medikamente nennt man daher korrekt *Antipsychotika*. Ein Synonym für Antipsychotika ist der Begriff *hochpotente Neuroleptika*. Beispiele hierfür sind Haloperidol, Risperidon oder Amisulprid.
Andere Substanzen wirken fast ausschließlich sedierend, also beruhigend. Diese Medikamente sollte man daher gemäß ihrer Wirkung zu den *Sedativa* zählen. Ein Synonym für solche Sedativa, die chemisch und historisch der Gruppe der Neuroleptika zuzuordnen sind, ist der Begriff *niederpotente Neuroleptika*. Beispiele hierfür sind Chlorprothixen und Promethazin.
Und schließlich gibt es Medikamente, die in ihrer typischen Dosierung sowohl eine antipsychotische als auch eine sedierende Wirkung entfalten. Diese Medikamente nennt man *mittelpotente Neuroleptika*. Ein typischer Vertreter hiervon ist das Perazin.

In diesem Buch werden die Medikamente nach ihrer klinischen Wirkung eingeteilt. Daher werden die Antipsychotika im Kapitel 3.3, die Sedativa im Kapitel 3.4 abgehandelt.

Die Antipsychotika haben die Psychiatrie revolutioniert: Sie stellen eine wirksame Behandlung der Psychose dar und ermöglichen so

vielen Patienten ein unbeschwertes Leben ohne die Symptome dieser unbehandelt sehr schwer verlaufenden Erkrankung.
Darüber hinaus werden Antipsychotika zur Therapie psychotischer Symptome im Rahmen anderer Erkrankungen, wie z. B. dem Delir oder der wahnhaften Depression, erfolgreich eingesetzt.

3.1 Einteilung

Neuroleptika können nach folgenden Kriterien eingeteilt werden:
- chemische Struktur
- neuroleptische Potenz
- Nebenwirkungen

3.1.1 Chemische Struktur

Unterteilt man die Neuroleptika nach deren chemischer Struktur, so findet man fünf Gruppen:
- *trizyklische Neuroleptika* (z. B. Chlorpromazin, Fluphenazin, Levomepromazin, Prothipendyl, Perazin, Thioridazin)
- *Dibenzepine* (z. B. Clozapin, Olanzapin, Quetiapin)
- *Butyrophenone* (z. B. Haloperidol, Melperon, Bromperidol, Pipamperon)
- *Benzamide* (Sulpirid, Amisulprid)
- *Benzisoxazol-Derivate* (Risperidon, Ziprasidon)

Diese Einteilung ist vor allem für pharmakokinetische (▶ Glossar) und pharmakodynamische (▶ Glossar) Überlegungen noch relevant. Einige Nebenwirkungen, z. B. auch Allergien, sind Klasseneffekte: Sie betreffen alle Substanzen einer chemischen Klasse.

3.1.2 Neuroleptische Potenz

Eine weitere Unterteilungsmöglichkeit ist die Unterteilung nach ihrer neuroleptischen Potenz.

- *Niederpotente Neuroleptika* wie Promethazin und Melperon sedieren stark, wirken aber fast nicht gegen psychotische Symptome.
- *Mittelpotente Neuroleptika* kombinieren Eigenschaften der hochpotenten und der niedrigpotenten Neuroleptika in einer Substanz.
- *Hochpotente Neuroleptika* wie Haloperidol, Amisulprid, Olanzapin oder Clozapin wirken stark gegen psychotische Symptome. Manche davon haben auch eine sedierende Nebenwirkung, etwa Clozapin, und weniger stark auch Olanzapin. Haloperidol und Benperidol bewirken eine psychomotorische Dämpfung. Andere hochpotente Neuroleptika wie Amisulprid und Risperidon haben kaum eine sedierende Nebenwirkung.

3.1.3 Unterschiedliche Nebenwirkungen

Hochpotente Neuroleptika (Synonym: Antipsychotika) werden üblicherweise in die beiden Kategorien Typika und Atypika unterteilt.

Typika

Die Kategorie »Typika« enthält alte Medikamente wie **Haloperidol** (Haldol®) oder **Benperidol** (Glianimon®). Dies sind die in den 1970er Jahren eingeführten Neuroleptika, die eine starke, schnell einsetzende Wirkung gegen Wahn und Halluzinationen haben. Sie wirken im Wesentlichen durch eine Hemmung am Dopaminrezeptor D_2. Dies verursacht bei höheren Dosierungen *EPMS* (► Abschn. 3.6.1).

Bei längerer Gabe können typische Neuroleptika auch *tardive Dyskinesien* auslösen. Hierbei handelt es sich um Bewegungsstörungen, die sich durch unwillkürliche Bewegungen des Mundes, aber auch anderer Muskeln des Gesichtes und der Extremitäten äußern können. Sie können typischerweise trotz Absetzen der auslösenden Medikamente bestehen bleiben.

Aus diesen Gründen sind Typika in hoher Dosierung *nicht mehr die Therapie der ersten Wahl* bei *psychotischen Symptomen.*

Sie haben aber noch eine Bedeutung in der Behandlung von sehr schweren, akuten psychotischen Zuständen, auch, weil das Typikum **Benperidol** (► Abschn. 3.3.5) intravenös verabreicht werden kann. Auch in der Behandlung von *Delirien* und bei der *Behandlung von psychotischen Zuständen*, die unter der Therapie mit Atypika nicht ausreichend gut abklingen, werden Typika erfolgreich eingesetzt. Die verwendeten Dosierungen sind aber inzwischen deutlich niedriger als vor einigen Jahren und Jahrzehnten.

Atypika

Sie wirken teilweise durch eine *Hemmung des Dopaminrezeptors* D_2, manchmal durch eine Hemmung der Dopaminrezeptoren D_4. Viele Atypika sind 5-HT_{2A}-Rezeptor-Antagonisten. Dies führt zu einer (gewünschten) verstärkten Dopaminfreisetzung im frontalen Cortex und soll Negativsymptome (► Glossar) lindern.

Atypika verursachen in einer gut antipsychotisch wirksamen Dosierung weit weniger *EPMS* (► Abschn. 3.6.1) als Typika. Deshalb sind sie die *erste Wahl in der Behandlung der Psychose.* Man muss aber wissen, dass auch Atypika in höheren Dosierungen EPMS auslösen können, und dass sie teilweise andere Nebenwirkungen verursachen können, wie unter anderem Gewichtszunahme und Müdigkeit. Diese Nebenwirkungen werden bei den einzelnen Substanzen und in eigenen Abschnitten am Ende dieses Kapitels besprochen.

3.2 Geschichte

In den 1990er Jahren war ich einmal eingeladen, die Forschungslaboratorien der Firma Janssen in Belgien zu besuchen. Dort wurde mir die folgende Entstehungsgeschichte von Haloperidol berichtet:

> Bert Hermans, ein Mitarbeiter des Firmengründers Paul Janssen, war auf der Suche nach einem neuen opiatartigen Schmerzmittel. Hierzu wurden medizierte Raten auf eine heiße Herdplatte gesetzt und gemessen, nach welcher Zeit die Ratte die Herdplatte verlässt. Ein starkes Opioid sollte durch die Unterdrückung des Schmerzreizes die Zeit verlängern, bis die Ratte von der Platte springt.
> Die mit R1625 medizierte Ratte blieb unglaublich lange auf der heißen Platte. Man dachte zunächst, man habe ein äußerst starkes Schmerzmittel gefunden und habe die Substanz weiter untersucht. Es sei dann aber schnell klar geworden, dass R1625 (später Haloperidol genannt) überhaupt keine schmerzstillende Wirkung hat. Aber ähnlich wie das damals schon bekannte Chlorpromazin beruhigte es die körperliche Aktivität stark. Kurz nach Entdeckung des Haloperidols im Februar 1958 wurde es im Psychiatrischen Krankenhaus in Liège an Patienten eingesetzt. Es folgte eine Publikation im Oktober 1958, die den erfolgreichen Einsatz bei agitierten Patienten beschrieb. Haloperidol wurde der Substanzgruppe der Neuroleptika zugeordnet, und es zeigte sich, dass es eine sehr starke Wirksamkeit gegen Wahn und Halluzinationen hat.

Unzählige Patienten profitierten seither von der Wirkung des Haloperidols. Gerade in der ersten Zeit gab es Patienten, die zuvor jahrelang in psychiatrischen Anstalten behandelt werden mussten, weil die psychotischen Symptome Wahn und Halluzinationen nicht abklangen. Ein Teil dieser Patienten konnte dank der Medikation mit Haloperidol nun nach Hause entlassen werden. Auch heute noch, über 50 Jahre nach der Entdeckung des Haloperidols, gehört es zu den häufig verschriebenen Substanzen und hat seinen Platz auf der von der WHO ausgegebenen »Liste der unentbehrlichen Arzneimittel«.

Im Nachhinein vermutet man, dass die mit R1625 behandelte Ratte möglicherweise so starke extrapyramidalmotorische Symptome (EPMS; ▸ Abschn. 3.6.1) hatte, dass sie sich schlicht und ergreifend nicht von der Platte bewegen konnte, obwohl sie Schmerzen hatte und herunter wollte. Auch das hat sich in den vergangenen 50 Jahren nicht verändert: Neuroleptika kombinieren in ein und derselben Substanz oft den Fluch ihrer Nebenwirkungen untrennbar mit dem Segen ihrer Wirkungen.

Nach dem Haloperidol wurden noch weitere Substanzen gefunden, die zu den typischen Neuroleptika zu zählen sind. Diese Substanzen wirken zu einem wesentlichen Teil, indem sie eine Blockade des Dopaminrezeptors D_2 bewirken. Dies wirkt verlässlich gegen Wahn und Halluzinationen, bewirkt bei höheren Dosierungen aber regelmäßig EPMS.

In den 1990er Jahren wurden nach dem schon länger verfügbaren **Clozapin** weitere Atypika wie **Risperidon**, **Amisulprid** und **Olanzapin** auf den Markt gebracht. Diese blockieren zwar auch den Dopaminrezeptor D_2, bewirken mit Ausnahme des Amisulprids jedoch auch eine Blockade am Serotoninrezeptor 5-HT_{2A}. Diese Atypika bewirken erst in deutlich höheren Dosierungen EPMS, was es oft ermöglicht, eine gute antipsychotische Wirkung schon bei einer gut verträglichen Dosis zu erzielen. Natürlich haben auch die atypischen Neuroleptika Nebenwirkungen.

In den Jahren 2000 bis 2015 erschienen nur noch einzelne neue Neuroleptika wie **Aripiprazol** und **Asenapin** auf dem Markt, es wurden aber mehrere Atypika als Depotneuroleptika zugelassen.

An neuen Wirkmechanismen, wie einer Beeinflussung der NMDA-Transmission wird geforscht, ein konkretes Medikament ist aber bis Mitte 2015 noch nicht marktreif geworden.

3.3 Antipsychotika

3.3.1 Wirkprinzipien

Um zu verstehen, wie Antipsychotika gegen Wahn und Halluzinationen wirken, ist es wichtig zu verstehen, welche Rolle Dopamin im Gehirn spielt. Im Kapitel 1.2 habe ich beschrieben, dass bei der Psychose einige funktionelle Bahnen, die Dopamin als Neurotransmitter verwenden, offenbar überaktiv sind. Die Systeme, die bei Gesunden dafür da sind, relevanten Beobachtungen Bedeutung beizumessen, sind bei psychotisch Erkrankten überaktiv, sodass sie nun alltägliche Wahrnehmungen als bedrohlich oder gefährlich bewerten, was zu Wahrnehmungsstörungen, Misstrauen und Wahn führt. Über einen ähnlichen Mechanismus entstehen offenbar auch Halluzinationen auf unterschiedlichen Sinnesgebieten, vor allem akustische Halluzinationen.

Typische Neuroleptika sind D_2-Rezeptoren-Blocker. Das bedeutet, dass sie das in der akuten Psychose überaktive Dopaminsystem bremsen und so wieder auf eine normale Aktivität herunter regulieren. Die gewünschte Blockade der Dopaminrezeptoren der erkrankten und überaktiven funktionellen Systeme bewirkt zwangsläufig aber auch eine Blockade der gesunden und normalaktiven Systeme, die ebenfalls Dopamin als Neurotransmitter verwenden wie das extrapyramidalmotorische System und das Belohnungssystem. Dies erklärt die häufigen Nebenwirkungen der Typika wie EPMS und Anhedonie.

Atypische Neuroleptika blockieren in geringerem Ausmaß die D_2-Rezeptoren, aber mit Ausnahme des Amisulprids auch die 5-HT_{2A}-Rezeptoren. Über welchen Mechanismus die atypische Wirkung zustande kommt, ist noch nicht genau bekannt. Man nimmt an, dass ein verminderte Dopaminwirkung im präfrontalen Cortex die sogenannte »Negativsymptomatik« (▶ Glossar) mit verursacht. Durch die Blockade von 5-HT_{2A}-Rezeptoren wird die Dopamin-

freisetzung im präfrontalen Cortex begünstigt. Im präfrontalen Cortex befinden sich viele D_1-Rezeptoren, die erwünschterweise durch diesen Mechanismus angeregt werden. D_2-Rezeptoren sind im präfrontalen Cortex sehr viel seltener.
Anders ist die Wirkung von Atypika im limbischen System, in dem unter anderem die psychotischen Symptome entstehen. Hier soll die 5-HT_{2A}-Rezeptor-Regulation bei der Dopaminfreisetzung nur eine untergeordnete Rolle spielen, sodass in dieser Gehirnregion nur eine geringfügig erhöhte D_2-Rezeptor-Besetzung durch freigesetztes Dopamin vorliegt. Im limbischen System bewirken auch die Atypika durch eine D_2-Rezeptor-Blockade eine Abnahme der psychotischen Symptomatik.

3.3.2 Rezeptorbindungsprofile

Rezeptorbindungsprofile

- sind so etwas wie das »Persönlichkeitsprofil« der Medikamente. Aus ihnen lassen sich die Hauptwirkungen ablesen, ebenso wie viele der Nebenwirkungen.
- sind bei den Antidepressiva ebenfalls wichtig. Darüber hinaus haben sie aber auch Wirkungen, die sich nicht auf die Rezeptorbindung, sondern auf den Mechanismus der Wiederaufnahmehemmung begründen. Und es gibt Nebenwirkungen, die keinem dieser Mechanismen zuzuordnen sind.

Abbildung 3-1 zeigt das Rezeptorbindungsprofil von **Risperidon**. Das Rezeptorbindungsprofil eines Neuroleptikums ist so etwas wie sein »Persönlichkeitsprofil«. Es sagt aus, wie stark es an welchem Rezeptor bindet, welche Affinität es zu diesem Rezeptortyp hat. Daraus kann man etwas über die Wirkung des Medikaments ableiten und vieles über die Nebenwirkungen sagen.

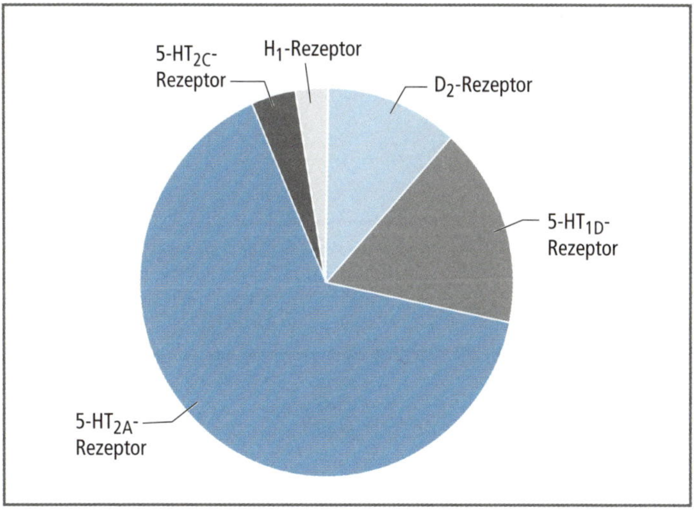

Abb. 3-1 Rezeptorbindungsprofil von Risperidon

Schauen wir uns das mal am Beispiel von **Haloperidol** (► Abb. 3-2) an: Lässt man ein Haloperidol-Molekül an allen aufgeführten Rezeptoren vorbei, dann wählt es am liebsten einen Sigma-Rezeptor. Der Sigma-Rezeptor scheint aber für die antipsychotische Wirkung keine große Bedeutung zu haben. Am zweitliebsten wählt es die D$_2$-Rezeptoren. Eine hohe Affinität zum D$_2$-Rezeptor geht mit einer schnellen und starken antipsychotischen Wirkung einher, bei hoher Dosis aber auch mit EPMS (► Abschn. 3.6.1). Es folgt die Präferenz für Alpha$_2$-Rezeptoren, was mit vegetativen Nebenwirkungen einhergeht. Dann folgt die Präferenz für 5-HT$_{2A}$-Rezeptoren. Diese geht mit einer antipsychotischen Wirkung einher, aber weniger mit EPMS. Die Histaminrezeptoren H$_1$ blockieren Haloperidol praktisch nicht, was erklärt, warum es wenig müde macht.

Im Falle des **Aripiprazols** (► Abb. 3-3) muss man wissen, dass die Affinität dieses Medikaments zum D$_2$-Rezeptor nicht nur antago-

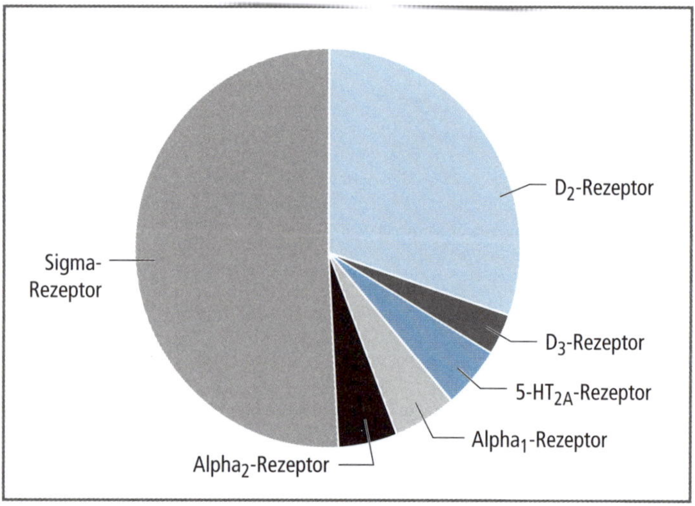

Abb. 3-2 Rezeptorbindungsprofil von Haloperidol

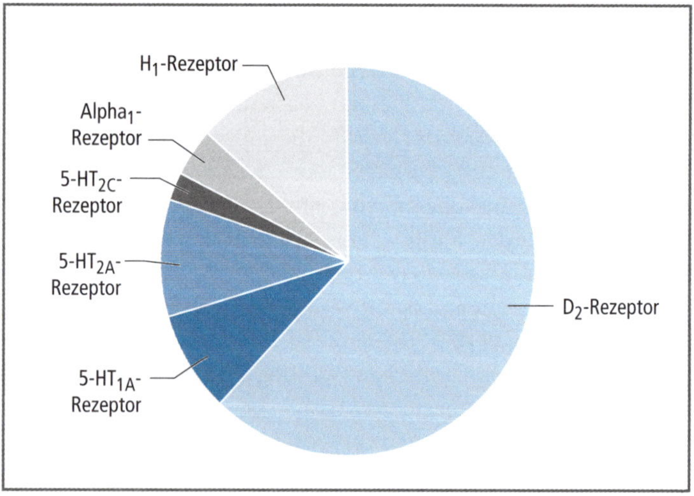

Abb. 3-3 Rezeptorbindungsprofil von Aripiprazol

nistische, sondern auch partiell agonistische Wirkungen hat. Deswegen macht es deutlich weniger EPMS als das Schaubild vermuten lassen könnte.

Quetiapin (► Abb. 3-4) hat eine relativ hohe Affinität zu H_1-Rezeptoren, was erklärt, warum es häufig eine sedierende Komponente hat. Seine Wirkung auf Alpha$_1$-Rezeptoren steht im Zusammenhang mit der häufig zu beobachtenden orthostatischen Dysregulation (► Glossar) unter Quetiapin-Gabe.

Olanzapin (► Abb. 3-5) hat eine recht ausgeprägte Wirkung auf den H_1-Rezeptor, was erklärt, warum die Substanz in höheren Dosierungen müde macht und mit einer Gewichtszunahme einhergehen kann. Die Kombination von 5-HT_{2A}- und D_2-Rezeptor-Blockade erklärt die überwiegend atypisch vermittelte gute antipsychotische Wirkung.

Ziprasidon (► Abb. 3-6) zeigt eine gute Blockade von 5-HT_{2A}- und D_2-Rezeptoren, was die gute antipsychotische Wirkung bei aus-

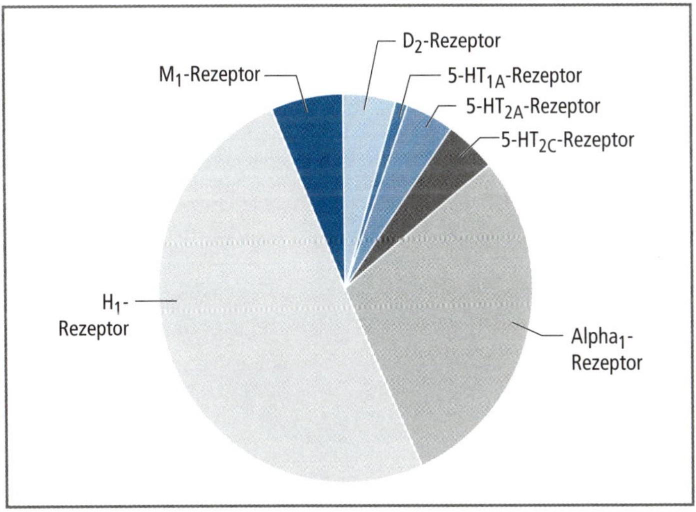

Abb. 3-4 Rezeptorbindungsprofil von Quetiapin

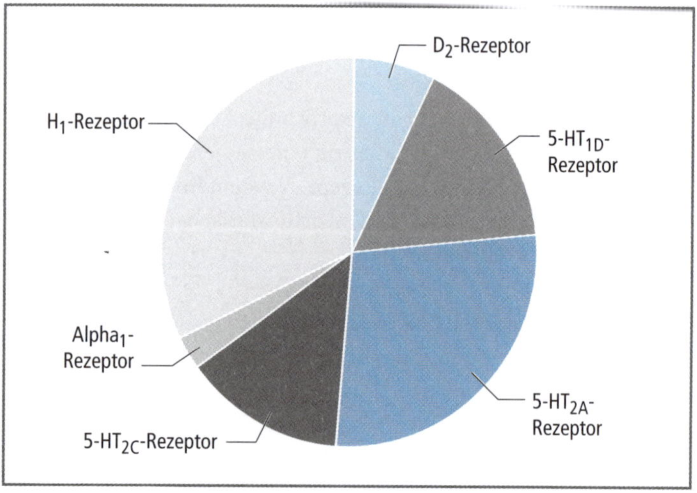

Abb. 3-5 Rezeptorbindungsprofil von Olanzapin

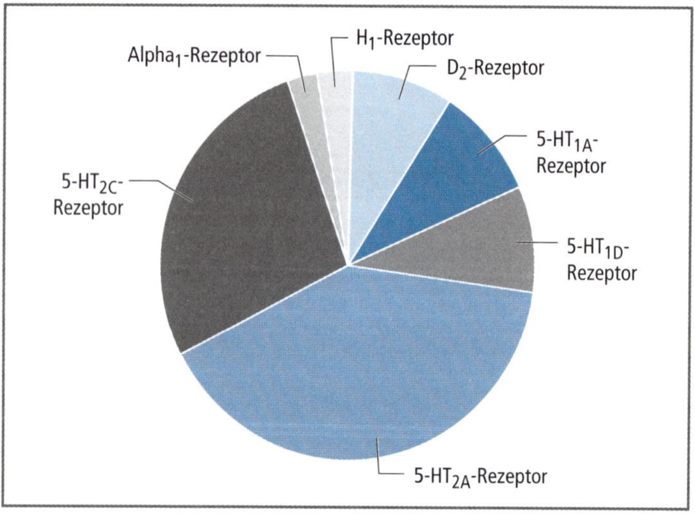

Abb. 3-6 Rezeptorbindungsprofil von Ziprasidon

reichender Dosierung erklärt. Da es kaum auf H_1-Rezeptoren oder muscarinische Acetylcholinrezeptoren wirkt, verursacht es wenig Müdigkeit oder Gewichtszunahme.

Tabelle 3-1 zeigt einige typische rezeptorvermittelte Wirkungen und Nebenwirkungen. Darüber hinaus gibt es auch Wirkungen und Nebenwirkungen, die sich durch die *Wiederaufnahmehem-*

Tab. 3-1 Typische rezeptorvermittelte Wirkungen und Nebenwirkungen

Rezeptorblockade (Wirkstoffgruppe/Wirkstoff)	Wirkungen und Nebenwirkungen
D_2-Rezeptor (typische Neuroleptika)	• sichere antipsychotische Wirkung • bei hohen Dosierungen EPMS, Hyperprolaktinämie, Anhedonie
5-HT_{2A}-Rezeptor (atypische Neuroleptika)	• verstärkte Freisetzung von Dopamin im präfrontalen Cortex, was gegen Negativsymptome wirken soll • kann EPMS reduzieren
D_4-Rezeptor (Clozapin)	• möglicherweise antipsychotische Wirkung • verursacht kaum EPMS
H_1-Rezeptor	• Müdigkeit • Appetit- und Gewichtszunahme
$Alpha_1$-Adrenalin-Rezeptor	• orthostatische Dysregulation • Schwindel • Miktionsstörungen
$Alpha_2$-Adrenalin-Rezeptor	• Tremor • Unruhe • arterielle Hypertonie
muscarinische Acetylcholinrezeptoren	• Mundtrockenheit • Obstipation • Harnverhalt • Sehstörungen • kognitive Dysfunktionen bis hin zum Delir

mung bestimmter Neurotransmitter beziehen; dies spielt bei **Antidepressiva** eine große Rolle. Manche Nebenwirkungen wie die Agranulozytose, Leberwerterhöhungen, Hyponatriämien oder eine Verlängerung der QTc-Zeit treten unabhängig von diesen beiden Mechanismen auf.

3.3.3 Therapie

Psychose

Behandlung der Psychose

- Herstellung eines Vertrauensverhältnisses
- Diagnostik (körperliche Untersuchung, ausführliche Blutuntersuchungen, Drogenscreening, EKG; bei Ersterkrankten cCT oder cMRT)
- Auswahl und Verordnung eines Neuroleptikums
- Entscheidung über ein Anxiolytikum
- Entscheidung über eine Sedierung
- Psychoedukation

Eine Psychose wird nicht nur mit Tabletten behandelt. Zunächst einmal muss ein *Vertrauensverhältnis* zwischen Patient und Arzt aufgebaut werden. Nach Möglichkeit ist die Familie einzubeziehen. Erste Erklärungen über die Natur der Psychose als eine medizinische Erkrankung, die eine medizinische Behandlung erfordert, sind angebracht.

Im Weiteren sind **diagnostische Maßnahmen** erforderlich: Eine *körperliche Untersuchung*, *ausführliche Blutuntersuchungen*, *immer ein Drogenscreening* und *ein EKG*. Bei Ersterkrankten ist auch eine *bildgebende Untersuchung des Gehirns*, eine cCT (► Glossar) oder eine cMRT (► Glossar) zum Ausschluss struktureller Veränderungen des Gehirns erforderlich.

Die wesentliche Behandlung der Psychose ist dann die Verordnung eines geeigneten Neuroleptikums. Dies führt zu einer Stabilisierung der aus dem Gleichgewicht geratenen Neurotransmitterregelkreise. Bei einer neu aufgetretenen, noch nicht lange bestehenden Psychose dauert es in der Regel *zwei bis sieben Tage bis die Halluzinationen weniger werden* und *etwa zehn Tage bis die Wahnsymptome langsam nachlassen*. Je länger die Krankheitsdauer vor Beginn der Behandlung war, desto länger dauert in der Regel das Abklingen der Symptome. Wahnhafte Symptome können auch trotz Therapie wochenlang bestehen bleiben.

Darüber hinaus ist es in vielen Fällen erforderlich, die *Angst* der Betroffenen medikamentös zu behandeln – in der Regel mit **Benzodiazepinen**. Die Linderung von Angst und Unruhe schafft beim Patienten häufig das Vertrauen, dass Medikamente ihm tatsächlich helfen können, sodass er die Neuroleptika ebenfalls einnimmt, die zunächst allenfalls Nebenwirkungen zeigen und erst nach einigen Tagen eine spürbare Verbesserung bewirken.

! Patienten mit einer akuten Psychose leiden oft unter sehr ausgeprägter Angst. Sie sind darüber hinaus unruhig, getrieben und mitunter aversiv. In den ersten Tagen kann daher eine Benzodiazepin-Medikation sehr sinnvoll sein. Die Dosis sollte insbesondere am Anfang der Behandlung wirklich hoch genug sein, um dem Patienten zu helfen, seine Angst abzulegen. Dann sollte man die Dosis aber auch schnell wieder reduzieren, um keine unnötige Sedierung oder gar die Gefahr einer Abhängigkeit aufkommen zu lassen. Häufig stelle ich fest, dass in der Aufnahmesituation und in den ersten drei Tagen Benzodiazepine zu niedrig dosiert werden und dass dann die einmal angesetzte Dosis wochenlang zu langsam reduziert wird. Richtig ist es, die Dosis der aktuellen Angst und Unruhe täglich anzupassen, z. B. nach folgendem Schema: am ersten Tag 7 mg Lorazepam, am zweiten Tag 4 mg, am dritten Tag 2 mg, anschließend eine Woche lang 1 mg und danach das Lorazepam ganz absetzen.

Die medikamentöse Behandlung sollte von einer zum aktuellen Stand der Wahrnehmung passenden **Psychoedukation** begleitet werden. Ziel der Psychoedukation ist es, dass der Patient ein Verständnis für die Krankheit entwickelt, da ihm dies helfen kann, wieder gesund zu werden. Zu diesem Zweck wird auf die Krankheitsursachen eingegangen, gegebenenfalls auf die Rolle eines Drogenkonsums, auf individuelle Reaktionsweisen, auf die Wirkungsweise der Medikamente und auf Frühwarnsymptome, die den Beginn einer erneuten Erkrankungsphase anzeigen können.

Weblink

Kurzfassung der S3-Leitlinie »Behandlung der Schizophrenie« (Stand: November 2005; neue geplant: Februar 2016): www.awmf.org/uploads/tx_szleitlinien/038-009k_S3_Schizophrenie_01.pdf

Delir

Delirien können sehr unterschiedliche Ursachen haben und bedürfen einer kausalen Behandlung. Im stationären psychiatrischen Alltag begegnet man häufig dem Alkoholentzugsdelir sowie dem Delir im Alter. Letzteres wird im Kapitel 10.3 explizit besprochen.

Patienten im Alkoholentzugsdelir erhalten regelmäßig ein hochpotentes Antipsychotikum, zumeist Haloperidol p. o. sowie Clomethiazol p. o. oder ein Benzodiazepin p. o. Die Haloperidol-Dosis liegt oft zwischen 2 × 2 und 2 × 5 mg pro Tag. Zu beachten ist, dass Haloperidol nicht mehr intravenös gegeben werden darf. Ist eine intravenöse Gabe erforderlich, kann z. B. auf Benperidol ausgewichen werden.

Wahnhafte Depression

Die Elektrokonvulsionstherapie (EKT) ist eigentlich die Therapie der ersten Wahl bei wahnhaften Depressionen. Diese wirkt schneller und effizienter als eine Pharmakotherapie alleine. In der

Praxis werden in Deutschland aber überwiegend wahnhafte Depressionen und Depressionen mit wahnhafter Begleitkomponente ausschließlich medikamentös behandelt. Man ergänzt dann ein hoch dosiertes, wirkstarkes Antidepressivum mit einem gut verträglichen Antipsychotikum in eher niedriger Dosis, beispielsweise Olanzapin 5 bis 7,5 mg oder Risperidon 0,5 bis 1,5 mg. Auch unter einer solchen Kombinationstherapie klingt eine wahnhafte Depression in aller Regel wieder ab, wenngleich etwas langsamer als unter EKT.

3.3.4 Exkurs: Die CATIE-Studie

Eine sehr interessante, groß angelegte Studie, die den Werbeabteilungen der Pharmahersteller wenig Freude gemacht hat, ist die CATIE-Studie. Sie untersuchte, *ob niedrig dosierte Typika bei gleicher Wirksamkeit genauso gut verträglich sind wie Atypika.*

Die CATIE-Studie war ein praxisnah angelegter, firmenunabhängiger 18-monatiger Vergleich der atypischen Neuroleptika **Olanzapin**, **Quetiapin**, **Risperidon** und **Ziprasidon** mit dem als Typikum eingeordneten Neuroleptikum **Perphenazin** (z. B. Decentan®) bei chronischer Schizophrenie.

Die Studie ergab bezüglich ihres primären Endpunktes – der Zeit bis zum Absetzen des Neuroleptikums – eine ernüchternde Bilanz für alle getesteten Antipsychotika: Mindestens zwei Drittel der Patienten setzten die Therapie vorzeitig ab. Bezüglich der sekundären Endpunkte ergab sich folgendes Bild:

- Quetiapin, Risperidon und Ziprasidon hatten keinen Wirkvorteil gegenüber Perphenazin.
- Olanzapin scheint – innerhalb der insgesamt engen Wirksamkeitsgrenzen – in der verwendeten relativ hohen Dosierung etwas effektiver gewesen zu sein als die anderen Mittel.
- Hinsichtlich der Gesamtverträglichkeit gab es keine wesentlichen Unterschiede zwischen den Neuroleptika.

- Die Abbruchrate wegen nicht tolerabler Nebenwirkungen war jedoch unter Olanzapin am höchsten.
- EPMS (► Abschn. 3.6.1) kamen unter allen geprüften Neuroleptika ähnlich häufig vor. Perphenazin wurde allerdings am häufigsten wegen nicht tolerabler EPMS abgesetzt.
- Der Prolactinspiegel stieg nur unter Risperidon.
- Das relativ hoch dosierte Olanzapin ging mit der stärksten Gewichtszunahme und der stärksten prognostisch bedenklichen Veränderung metabolischer Parameter wie Blutzuckeranstieg einher.

Die CATIE-Studie war Ausgangspunkt eines langen wissenschaftlichen Disputes, ob die angewendete Methodik angemessen war oder nicht. Einen Überblick über diesen Diskurs geben z. B. Naber und Lambert (2009). Selbst wenn die Atypika nicht alle in sie gesteckten Erwartungen erfüllen, bleibt aber zumindest bestehen, dass sie deutlich seltener zu *tardiven Dyskinesien* (► S. 123) führen und oft subjektiv als verträglicher eingestuft werden als die Typika. Das allein kann ihren Einsatz schon rechtfertigen.

Literatur

Naber D, Lambert M. The CATIE and CUtLASS studies in schizophrenia: results and implications for clinicians. CNS Drugs 2009; 23: 649–59.

3.3.5 Wirkstoffe

Benperidol und Haloperidol

Benperidol war das erste Psychopharmakon, dessen Wirkung ich selbst bewusst beobachtet und kennengelernt habe. Im zweiten klinischen Semester machte ich meine erste Famulatur. Ich überlegte einige Zeit, in welchem Bereich ich sie machen sollte. Am skeptischsten war ich gegenüber der Psychiatrie. Also wählte ich dieses Fachgebiet für meine erste Famulatur aus. Ich wollte wissen, ob Psychiatrie wirklich helfen kann, ob sie wirklich nutzt. Ich wurde auf einer geschlossenen Aufnahmestation eingesetzt. An meinem ersten Tag lernte ich eine Patientin kennen, die einige Jahre jünger war als ich. Sie berichtete mir, dass sie immer wieder Geister höre und dass sie spüre, dass Geister um sie herum seien. Sie hatte große Angst und bat um Hilfe. Die Patientin litt an einer Psychose. Die Stationsärztin beauftragte mich, ihr jeden Tag morgens und nachmittags 4 mg Benperidol, besser bekannt unter dem Präparatenamen Glianimon®, intravenös zu injizieren. Bereits nach der ersten Spritze, dem Anfang der Behandlung, konnte ich eine Veränderung beobachten. Hatte sie zuvor noch etwas durcheinander und beschleunigt gesprochen, war ihr Gedankengang nun besser geordnet. Sie glaubte immer noch an die Geister, war aber ruhiger. Sie hatte weniger Angst. Ich verabreichte ihr jeden Morgen und jeden Abend eine Spritze und beobachtete von Tag zu Tag die Fortschritte. In den ersten zwei Wochen nahm sie weiterhin Geister wahr, hörte deren Stimmen und spürte ihre Präsenz. Doch dann zweifelte sie langsam an den Geistern und sagte mir, sie wisse doch eigentlich, dass es keine Geister gebe. Aber die Stimmen schienen ihr echt; sie könne sich diese Stimmen nicht anders erklären, schließlich sehe sie überhaupt niemanden, wenn sie die Stimmen höre; es könnten doch also nur Geister sein. Ich sprach viel mit ihr darüber, was die Stimmen sagten, konnte aber keinen nachvollziehbaren Sinn darin ausmachen. Unsere Erklärungen, es handele sich um Sinnestäuschungen im Rahmen einer Erkrankung, hörte sie sich mit großer Skepsis an.

Die Behandlung mit Benperidol wurde fortgeführt. Nach drei Wochen berichtete sie erstmalig, dass sie nun keine Stimmen mehr höre. Sie nehme keine Präsenzen von unerklärlichen Wesen mehr wahr. Sie war ihre Ängste los und wirkte wieder ganz normal, allerdings etwas erschöpft und müde. In der vierten Woche meiner Famulatur wurde auf ein verträglicheres Medikament umgestellt.
Benperidol hatte die Geister vertrieben. Und ich war überzeugt, dass Psychiatrie funktioniert.

Die Neuroleptika helfen Menschen mit einer *Psychose*, die Halluzinationen zu verlieren und wieder klar und angstfrei zu denken. Hochpotente Neuroleptika wie Benperidol wirken sehr stark gegen Halluzinationen und Wahn.

Die Kehrseite dieser Wirkstoffgruppe sind allerdings oft **Nebenwirkungen** im Sinne von *EPMS* (► Abschn. 3.6.1) wie *Steifigkeit der Gelenke*, *Schluckstörungen* oder einer *Verarmung der Mimik*. Auch *Anhedonie* und *Antriebsstörungen* treten häufig auf. Aus diesem Grund sind klassische hochpotente Neuroleptika wie Benperidol und Haloperidol heute *im Regelfall nicht mehr die Medikamente der ersten Wahl*.

In der Mehrzahl der Fälle beginnt man heute eine neuroleptische Behandlung mit einem atypischen Neuroleptikum. Es gibt jedoch Situationen, in denen man auch heute noch ein klassisches Neuroleptikum auswählt. Ein Grund ist, dass es noch kein Atypikum gibt, das man intravenös injizieren kann. Es gibt Atypika, deren sofort wirksame Darreichungsform man intramuskulär geben kann (Olanzapin, Ziprasidon und Aripiprazol), aber das ist nicht immer der beste Weg. Klassische Neuroleptika wirken außerdem sehr schnell, sehr verlässlich und sehr stark. Das begründet in einigen Fällen den Einsatz eines typischen Neuroleptikums zu Beginn der Behandlung.

Es gibt auch Patienten, die ihre psychotischen Symptome unter atypischen Neuroleptika nicht verlieren, denen aber ein Typikum

gut hilft und wenige Nebenwirkungen verursacht. Diese Patientengruppe profitiert ebenfalls von einer solchen Substanz.
Die Mehrzahl der Patienten wird allerdings am ehesten davon profitieren, von Anfang an mit einem Atypikum behandelt zu werden und während der gesamten Dauer der Behandlung und der gesamten Dauer der Rezidivprophylaxe dabei zu bleiben.

Risperidon

Risperidon

- ist ein atypisches Neuroleptikum.
- ist meist stark und sicher wirksam.
- ist meist gut verträglich.
- verursacht in der Regel keine relevante Müdigkeit, Gewichtszunahme, QTc-Zeit-Verlängerung oder diabetische Stoffwechsellage.
- ist nicht mehr patentgeschützt und daher als Generikum verfügbar.
- ist für viele Psychiater das Neuroleptikum der ersten Wahl.
- kann, insbesondere bei höheren Dosierungen als 4 mg pro Tag, EPMS auslösen.

Geschichte

Risperidon gehört zur ältesten Gruppe der modernen Atypika, es wurde 1993 in den USA zur Behandlung der Schizophrenie zugelassen. 2007 wurde es als einziges Neuroleptikum in den USA auch für die Behandlung von Psychosen bei Jugendlichen zwischen 13 und 17 Jahren zugelassen. In Deutschland wurde es zur Zeit seiner Patentierung unter dem Präparatenamen Risperdal® vertrieben. Nach Ablauf des Patents gehörte es zu den am häufigsten verordneten Neuroleptika.
Risperidon wird auch als Depotpräparat unter dem Namen Risperdal® Consta® angeboten.

Pharmakologie

Risperidon ist ein 5-HT_2-Rezeptor-Antagonist und etwas schwächer auch ein D_2-Rezeptor-Antagonist, was seine antipsychotische Wirkung und seine eher niedrige EPMS-Rate (▶ Abschn. 3.6.1) erklärt.

Klinischer Einsatz

Risperidon ist schnell und zuverlässig wirksam. Die häufigste Indikation ist die *Behandlung der Psychose.*

Aufgrund seiner guten Verträglichkeit und seiner sicheren Wirkung wird es von vielen Psychiatern als Medikament der ersten Wahl bei *neu aufgetretenen Psychosen* eingesetzt. Es führt nicht zu einer relevanten Sedierung, verursacht in der Regel keine Gewichtszunahme und ist nicht besonders stark mit der Entwicklung einer diabetischen Stoffwechsellage oder einer Verlängerung der QTc-Zeit assoziiert. Bei unzureichender Wirkung kann man die Dosis steigern und beurteilen, ob die Verträglichkeit weiterhin gut ist.

Darüber hinaus wird es bei *Manien* und *wahnhaften Depressionen* eingesetzt.

Risperidon hat sich in niedrigen Dosierungen auch in der Gerontopsychiatrie zur *Behandlung von Erregungszuständen* und *aversivem Verhalten* bei Demenzerkrankungen bewährt, und hat in diesem Bereich auch eine Zulassung, wenn andere Maßnahmen nicht ausgereicht haben.

Risperidon wird bei *Impulskontrollstörungen*, auch bei *Autisten* und *minderbegabten Patienten* eingesetzt.

Dosierung

- *akute Psychose:* bis 6 mg/Tag
- *Rezidivprophylaxe:* 1,5–4 mg/Tag
- *Erregungszustände und aversives Verhalten bei Demenz:* 0,25–1 mg/Tag

Nebenwirkungen

Risperidon kann insbesondere bei Dosierungen oberhalb von 4 mg pro Tag *EPMS* (► Abschn. 3.6.1) verursachen. Aufgrund seiner Blockade von Alpha-adrenergen Rezeptoren kann es den *Blutdruck senken*. Aufgrund der Hemmung der Histaminrezeptoren H_1 kann es dosisabhängig zu *Mundtrockenheit* und *Müdigkeit* kommen.

Mein persönliches Fazit

Risperidon ist in Dosierungen bis 4 mg meist sehr gut verträglich, es macht nicht müde und führt zu keiner Gewichtszunahme. Dabei ist es zumeist gut und sicher wirksam. Daher ist es für mich oft das Antipsychotikum der ersten Wahl. Dosierungen von 5 und 6 mg pro Tag verordne ich kaum noch, da diese öfter zu EPMS führen und meist nicht viel besser wirksam sind als 4 mg am Tag. Hätte ich eine Psychose, würde ich mich mit Risperidon behandeln.

Olanzapin

Olanzapin

- hat chemisch und pharmakologisch einige Ähnlichkeiten mit Clozapin, was seine gute antipsychotische Wirkung erklärt.
- ist für viele Patienten in der Akutbehandlung ein gut verträgliches und gut wirksames Medikament. Auch in der längerfristigen Rezidivprophylaxe wird Olanzapin oft gut vertragen und kann dann dauerhaft eingesetzt werden.
- führt bei einem Teil der Patienten zu einer Gewichtszunahme von mehreren Kilogramm, die letztlich einen Wechsel des Präparates erforderlich machen kann.
- verursacht bei einigen Patienten eine diabetische Stoffwechsellage.

Geschichte

Olanzapin galt bei seiner Markteinführung 1996 als sehr vielversprechendes neues Atypikum, auch weil es chemisch und pharmakologisch eine gewisse Ähnlichkeit mit dem sehr wirksamen Clozapin hat, ohne auch nur annähernd so ausgeprägte Nebenwirkungen zu zeigen. In den folgenden Jahren wurde allerdings deutlich, dass auch unter Olanzapin relevante Nebenwirkungen auftreten (► S. 87). Die Firma Eli Lilly, die Olanzapin unter dem Präparatenamen Zyprexa® auf den Markt brachte und patentieren ließ, kam 2006 in die Schlagzeilen, da sie diese Nebenwirkungen nicht ausreichend kommuniziert habe. Zwischen 2005 und 2007 musste sie deshalb Entschädigungszahlungen leisten. Seit Oktober 2011 ist das Patent abgelaufen.

Pharmakologie

Olanzapin ist ein *atypisches Neuroleptikum*. Es hat eine höhere Affinität für 5-HT_2-Rezeptoren als für D_2-Rezeptoren, was die relativ niedrige EPMS-Gefahr erklärt. Darüber hinaus blockiert es in relevantem Ausmaß H_1-Rezeptoren, was seine sedierende Wirkkomponente erklärt.

Klinischer Einsatz

Unter den Atypika ist Olanzapin eines der wirkstärksten. Man kann es sehr gut bereits zu Beginn der Behandlung, also in der *Akutphase* geben. Es wirkt schnell, zuverlässig und gut. Viele Patienten mögen es, weil es in Dosierungen bis 20 mg pro Tag meist keine EPMS (► Abschn. 3.6.1) verursacht. Patienten beschreiben es zu Beginn der Behandlung meist als gut verträglich.
In der *Akuttherapie* kann man bereits am ersten Tag der Behandlung mit 2 × 10 mg Olanzapin beginnen, ohne dass es häufig zu Nebenwirkungen kommt. Eine Sedierung wird manchmal zu Beginn der Behandlung berichtet, im Verlauf wird darüber weniger geklagt. Tritt unter der Behandlung keine problematische Gewichtszunahme

auf, hat man in der Regel ein sehr gut wirksames und verträgliches Medikament gefunden, das in einer Dosis von etwa 10 bis 15 mg pro Tag auch eine relativ sichere *rezidivprophylaktische Wirkung* hat.

Dosierung

- *Akuttherapie:* 10–20 mg/Tag
- *Rezidivprophylaxe:* 7,5–15 mg/Tag

Nebenwirkungen

Die häufigste Nebenwirkung von Olanzapin ist eine *recht deutliche Gewichtszunahme*. Beträgt diese mehr als 3–5 kg, sollte man mit dem Patienten eine Dosisreduktion oder den Wechsel des Medikaments besprechen. In einigen Fällen kann sich unter Olanzapin, möglicherweise als Begleiteffekt der Gewichtszunahme, möglicherweise aber auch unabhängig davon, ein *Diabetes* entwickeln.
Man muss auch wissen, dass Olanzapin ein *Metabolisches Syndrom* verursachen kann, daher ist es erforderlich, bestimmte Daten (Bauchumfang, Gewicht, Gewichtszunahme, Blutdruck, BZ, HbA_{1c}, Blutfette, Cholesterin) regelmäßig zu kontrollieren.
Eine weitere Nebenwirkung kann *Müdigkeit* sein. Verordnet man Olanzapin abends, kann diese erwünscht sein. Viele Patienten klagen überhaupt nicht über eine Sedierung durch Olanzapin. Wie bei der Gewichtszunahme ist diese Nebenwirkung nur bei einem Teil der Patienten relevant oder problematisch. Es kommt auf einen Versuch an.

Mein persönliches Fazit

Olanzapin wird von den damit behandelten Patienten oft als »angenehm« beschrieben, was bei den anderen Neuroleptika kaum je vorkommt. Es ist für viele Patienten daher sowohl in der Akutphase als auch in der Rezidivprophylaxe eine gute Wahl. Ich habe mir aber angewöhnt, ab einer Gewichtszunahme von 3 bis maximal 5 kg ziemlich eindeutig einen Wechsel des Medikaments zu empfehlen, da Patienten, die in den ersten Wochen unter Olanzapin schnell zunehmen, ohne Wechsel des Präparates oft noch sehr viel mehr zunehmen würden. In solchen Fällen stelle ich lieber auf ein Atypikum ohne Gewichtszunahme um.

Aripiprazol

Aripiprazol

- ist ein D_2- und 5-HT_{2A}-Rezeptor-Antagonist und somit ein atypisches Neuroleptikum.
- wirkt bei ausreichender Dosierung antipsychotisch.
- ist darüber hinaus auch ein partieller D_2-Rezeptor-Agonist. Von dieser Eigenschaft verspricht man sich eine bessere Wirkung auf die Negativsymptomatik der Psychosen und ein milderes Nebenwirkungsprofil, insbesondere weniger Anhedonie, Antriebsstörungen und EPMS.
- verursacht nicht selten Akathisie, was manchmal ein zwingender Grund zur Umstellung ist.

Geschichte

Aripiprazol ist ein *atypisches Neuroleptikum*, das seit 2004 auf dem Markt ist. Ende Oktober 2014 lief der Patentschutz von Aripiprazol aus; seither ist es auch als Generikum erhältlich.

Pharmakologie

Aripiprazol wirkt wie andere bekannte Neuroleptika als Antagonist am D_2-Rezeptor und am 5-HT_{2A}-Rezeptor. Dies erklärt seine antipsychotische Wirkung. Darüber hinaus soll Aripiprazol auch eine partiell agonistische Wirkung am D_2-Rezeptor bewirken, insbesondere im Frontalhirn. Hiervon verspricht man sich eine Wirkung auch auf die Minussymptomatik der Schizophrenie, man erhofft sich insbesondere eine Verbesserung des Antriebes, der kognitiven Fähigkeiten und der affektiven Reagibilität.

Klinischer Einsatz

Aripiprazol ist zugelassen zur Behandlung der *Schizophrenie* und zur *Behandlung von manischen Episoden bei der Bipolar-I-Störung*. Es liegt auch eine Zulassung zur *Rezidivprophylaxe der Bipolar-I-Störung* vor, es ist aber umstritten, welche Effektstärke es in dieser Indikation hat.

Aripiprazol wird üblicherweise zwischen 5 und 20 mg pro Tag dosiert. Dabei zeigt es sehr unterschiedliche Wirkungen und Nebenwirkungen (▸ Tab. 3-2). Es wird jeweils die Gesamtdosis als Einmaldosis morgens gegeben, da Aripiprazol Unruhe verursachen kann und abendliche Gaben den Schlaf stören können. Es hat sich

Dosierung

- *Akuttherapie:* 10–20 mg/Tag
- *Rezidivprophylaxe:* 7,5–15 mg/Tag

Tab. 3-2 Dosisabhängige Wirkungen und Nebenwirkungen von Aripiprazol

Dosis	Wirkungen und Nebenwirkungen
7,5 mg	meist gut verträglich und einsetzbar in der langfristigen Rezidivprophylaxe; allerdings beschränkte antipsychotische Wirkstärke
10 mg	relativ gute rezidivprophylaktische Wirkung, manchmal aber schon Unruhe oder Akathisie; beginnend wirksam auch gegen akut psychotische Symptome, oft noch gut verträglich
15 mg	akzeptable Wirkung gegen akut psychotische Symptome, Nebenwirkungen sind aber nicht selten
20 mg	gute und recht sichere Wirkung gegen akut psychotische Symptome, aber leider auch öfter Unruhe und Akathisie

bewährt, die Dosis über einige Tage in Schritten von 5 mg zu steigern und die Verträglichkeit dabei zu beobachten.
Aripiprazol wird von vielen Patienten recht gut vertragen, insbesondere verursacht es keine Müdigkeit, keine Gewichtszunahme und zumeist keine EPMS. Für diese Patienten ist es ein gut geeignetes Medikament, insbesondere zur jahrelangen Rezidivprophylaxe. Erlebt ein gut auf Aripiprazol eingestellter Patient einmal ein Wiederauftreten psychotischer Symptome, kann eine vorübergehende Dosissteigerung oft Abhilfe schaffen.
Aripiprazol kann natürlich auch zur Behandlung einer *akuten psychotischen Symptomatik* eingesetzt werden, es steht sogar ein intramuskulär verabreichbares Präparat zur Verfügung. Die Erfahrung in dieser Indikation ist unterschiedlich: Bei vielen Patienten wirkt es auch bei akuten Psychosen ausreichend schnell und stark. Bei einigen Patienten wirkt es in der akuten Psychose aber zu langsam oder zu schwach, sodass im Verlauf ein Wechsel des Präparates erforderlich ist.

Nebenwirkungen

Aripiprazol verursacht oft eine recht ausgeprägte *Akathisie*, also »Sitzunruhe«: Die Patienten können nicht mehr gut ruhig sitzen oder liegen, sondern verspüren durchgehend einen starken Drang, die Beine zu bewegen. Diese Nebenwirkung kann bei einer Dosisreduktion verschwinden. Meiner Erfahrung nach ist es aber sinnvoll, bei Auftreten dieser Nebenwirkung Aripiprazol direkt abzusetzen, da die Akathisie häufig auch nach einer Dosisreduktion persistiert und erst nach Absetzen wieder ganz verschwindet. Möglicherweise ist die auffällige Häufigkeit von Akathisien unter Aripiprazol auf seine partiell agonistische Wirkung am Dopaminrezeptor zurückzuführen. In Einzelfällen wurde darüber berichtet, dass Aripiprazol psychotische Symptome sogar verstärkt habe, was ebenfalls auf den partiell agonistischen Wirkmechanismus zurückgeführt werden kann. Andere Nebenwirkungen können *EPMS*, *Agitiertheit*, *Hypomanie* oder *Schlafstörungen* sein.

Mein persönliches Fazit

Aripiprazol ist für viele Patienten ein gut verträgliches Neuroleptikum, das in der Rezidivprophylaxe (Verhinderung des Wiederauftretens einer Psychose) gute Erfolge zeigt. Ich verordne es in dieser Indikation meist in einer Dosierung von etwa 10 mg. In der Akutbehandlung setze ich es nur dann ein, wenn die Symptomatik nicht ganz dramatisch ist und eine Zeitdauer von zwei bis drei Wochen bis zur deutlichen Linderung der Beschwerden ausreichend erscheinen würde.

Zur Behandlung akuter Psychosen verordne ich in der Regel 15 bis 20 mg pro Tag. Patienten, die unter Aripiprazol unter Nebenwirkungen leiden, insbesondere unter einer Akathisie, empfehle ich sofort die Umstellung auf ein verträglicheres Präparat, da meiner Erfahrung nach die Akathisie auch bei einer Dosisreduktion oft nicht ganz verschwindet.

Amisulprid

Amisulprid

- ist ein selektiver D_2- und D_3-Rezeptor-Antagonist.
- erhöht in niedrigen Dosierungen bis etwa 150 mg pro Tag über eine präsynaptische D_2-/D_3-Rezeptor-Blockade die Dopaminverfügbarkeit und reduziert so Negativsymptome.
- wirkt in höheren Dosierungen über eine postsynaptische D_2-/D_3-Rezeptor-Blockade verlässlich antipsychotisch.

Amisulprid wurde als eines der ersten neueren atypischen Neuroleptika von Sanofi als Solian® auf den Markt gebracht, seit 2004 ist es patentfrei.

Es wurde sehr häufig eingesetzt, als es eines der ersten patentfreien Atypika war, inzwischen scheint die Verwendung rückläufig zu sein, obwohl es immer noch ein gut verträgliches und sehr wirksames Medikament ist.

Pharmakologie

Chemisch leitet Amisulprid sich vom Sulpirid ab, das ebenfalls zu den atypischen Neuroleptika zu zählen ist, aber auch eine gewisse antidepressive Wirkung hat.

Es blockiert in niedriger Dosierung primär die präsynaptischen D_2- und D_3-Autorezeptoren, was über eine Feedbackschleife zu einer Dopaminausschüttung und damit zu einer Besserung der Minussymptomatik (▸ Glossar) führt.

In hoher Dosis blockiert es die postsynaptischen D_2/D_3-Rezeptoren im limbischen System, was zur Besserung der Plussymptomatik (▸ Glossar) führt.

Klinischer Einsatz

In niedriger Dosierung soll Amisulprid gut gegen die *Minussymptomatik* (▸ Glossar) *der Psychose* helfen. Es kann in dieser niedrigen Dosierung auch bei *Vorstufen einer Psychose* und zur *Verhinderung des Wiederauftretens einer Psychose* eingesetzt werden.

In höheren Dosierungen wirkt es sehr gut, verlässlich und zügig gegen produktiv-psychotische Symptome, also gegen die sogenannte »*Plussymptomatik*« (▸ Glossar).

Man kann bei einer *akuten Psychose* zügig mit einer wirksamen und hohen Dosis die Therapie beginnen; in der Regel wird dies gut vertragen und bewirkt eine rasche Symptomreduktion.

Dosierung

- *Minussymptomatik:* ca. 150 mg/Tag
- *Akuttherapie:* 400–800 mg/Tag
- *Rezidivprophylaxe:* 200–600 mg/Tag

Nebenwirkungen

Obwohl es ein atypisches Neuroleptikum ist, kann Amisulprid in höherer Dosis *EPMS* (► Abschn. 3.6.1) verursachen. Dann ist eine Dosisreduktion oder ein Wechsel des Präparates sinnvoll. Übergangsweise kann die Gabe von Biperiden eine Linderung der EPMS-Symptomatik verschaffen.

In höheren Dosierungen kann es manchmal eine *Akathisie* auslösen.

Mein persönliches Fazit

Amisulprid gehört meiner Einschätzung nach zu den unterschätzten Antipsychotika. Es sediert nicht, macht keine Gewichtszunahme und ist auch sonst gut verträglich. Möglicherweise trifft es zu, dass es im niedrigen Dosisbereich bis 300 mg besonders gut gegen Minussymptomatik wirkt. In dieser Dosis hat es zumeist auch eine ausreichende rezidivprophylaktische Wirkung. Wenn zur Therapie einer akuten Psychose eine schnelle Aufdosierung erforderlich ist, kann man am ersten Tag 2 × 300 mg, am zweiten Tag 2 × 400 mg geben, und so eine zügige Wirkung erzielen. Ich verwende es sowohl in der Akuttherapie als auch zur gut verträglichen Rezidivprophylaxe.

Quetiapin

Quetiapin

- ist ein atypisches Neuroleptikum.
- ist ein $5\text{-}HT_2$-, D_2-, H_1- und $Alpha_1$-Rezeptor-Antagonist.
- wird hauptsächlich in der Behandlung der Psychose eingesetzt. Es ist aber auch zugelassen zur Behandlung von manischen Episoden, für die Phasenprophylaxe bei der bipolaren Störung und zur Unterstützung der Behandlung depressiver Episoden, wenn es zusätzlich zu einem Antidepressivum gegeben wird.

- wirkt erst in einer ausreichend hohen Dosierung sicher antipsychotisch.
- kann relevante Müdigkeit, Benommenheit, orthostatische Dysregulation und Gewichtszunahme verursachen.

Geschichte

Quetiapin wurde zunächst patentiert unter dem Namen Seroquel® von AstraZeneca auf den Markt gebracht. Die normale, unretardierte Formulierung ist inzwischen patentfrei, die retardierte Seroquel-Prolong®-Formulierung steht noch unter Patentschutz. Quetiapin wurde zunächst – passend zu seinem Rezeptorbindungsprofil – ausschließlich als Neuroleptikum zur Behandlung der *Schizophrenie* vermarktet. Dabei stachen die Marketingmaßnahmen ihrem finanziellen Umfang nach gegenüber vielen anderen Neuroleptika heraus. Im Laufe der Jahre wurden die Indikationen immer weiter ausgedehnt. Zunächst wurde es auch für die Therapie der *Manie* zugelassen, später dann auch für die Phasenprophylaxe bei der *bipolaren Störung* und auch für die Unterstützung der Therapie einer *depressiven Episode* zusätzlich zu einem Antidepressivum. Obwohl alle diese Indikationsausweitungen natürlich durch Zulassungsstudien gestützt sind, ist es angemessen, die Effektstärke dieser neuen Indikationen besonders gründlich zu prüfen.

Pharmakologie

Quetiapin blockiert 5-HT_{2A}- und D_2-Rezeptoren, was es zu einem atypischen Neuroleptikum macht. Es blockiert relativ stark auch H_1-, M_1 und $Alpha_1$-Rezeptoren. Die Blockade der Histamin-Rezeptoren begründet seine relative starke sedierende Wirkung, die Blockade der $Alpha_1$-Adrenorezeptoren führt zumindest in den ersten Tagen der Behandlung beim unretardierten Quetiapin nicht selten zur *orthostatischen Dysregulation* (▸ Glossar).

Klinischer Einsatz

Die eigentlichen Kerneinsatzgebiete von Quetiapin sind die Behandlung der *akuten Psychose* sowie deren *Rezidivprophylaxe.* Hierfür wurde es zu Beginn zugelassen und hier wirkt es zweifellos.
Dabei besteht eine sehr ausgeprägte Dosisabhängigkeit. Eine verlässliche Kontrolle der akuten Positivsymptomatik (▶ Glossar) stellt sich unter Quetiapin meiner Erfahrung nach zumeist erst ab einer Dosis von 600 mg ein. In dieser Dosis ist oft, gerade zu Beginn, eine deutliche Sedierung festzustellen. Die Gabe des retardierten Quetiapins reduziert die subjektiv wahrgenommene Sedierung in vielen Fällen deutlich. Zugelassen ist Quetiapin mit einer maximalen Tagesdosis von 800 mg. Dies ist aber für die Behandlung der *akuten Psychose* keine ausgesprochen hohe, sondern oft die erforderliche Dosis. Nicht selten wird Quetiapin in der Behandlung akuter psychotischer Zustände in Dosierungen von bis zu 1 200 mg verordnet. Das ist dann ein sogenannter »individueller Heilversuch«, über dessen Risiken der Patient explizit aufgeklärt werden muss.
Auch in der *Rezidivprophylaxe der Psychose* sollte man keine zu niedrige Dosierung wählen. Meiner Erfahrung nach ist hier eine Dosierung von 400 bis (besser) 600 mg erforderlich.
Quetiapin wird auch bei anderen Indikationen eingesetzt. Es hat eine Zulassung für die Behandlung von *manischen Episoden* im Rahmen einer *Bipolaren Störung* sowie für deren *Rezidivprophylaxe.* Es darf auch zur unterstützenden Therapie einer *depressiven Episode* im Rahmen einer bipolaren Erkrankung verabreicht werden, allerdings nicht in Monotherapie, sondern nur zusätzlich zu einem Antidepressivum.
Darüber hinaus wird Quetiapin auch häufig zur *Sedierung* sowie als zusätzliche Behandlung bei einer ganzen Reihe anderer Grunderkrankungen (z. B. Borderline-Persönlichkeitsstörungen, Angststörungen, neurotischen Störungen, Somatisierungsstörungen) eingesetzt.

Sehr beliebt ist es in der Gerontopsychiatrie und zur Behandlung *psychotischer Symptome bei Morbus Parkinson*. Oft wird es auch eingesetzt gegen »*Grübelneigungen*« bei depressiven Patienten und als schlafanstoßendes Medikament.

Dosierung

- *zur Sedierung:* 25–100 mg/Tag
- *zur Therapie psychotischer Symptome in der Gerontopsychiatrie:* 25–250 mg/Tag
- *zur Akuttherapie der Psychose:* 500–800 mg/Tag
- *zur Rezidivprophylaxe einer Psychose:* 300–800 mg/Tag

Nebenwirkungen

Da durch Quetiapin H_1-Rezeptoren bereits in niedriger Dosierung blockiert werden, hat es eine deutliche *sedierende Komponente*. Insbesondere beim unretardierten Quetiapin kann daher bei morgendlicher Gabe *Tagesmüdigkeit* auftreten.
Aufgrund seiner $Alpha_1$-Rezeptor-Blockade kann es auch eine *orthostatische Dysregulation* (► Glossar) auslösen.
In letzter Zeit wurde festgestellt, dass Gewichtszunahme und die Begünstigung eines *Metabolischen Syndroms* häufiger sind, als zunächst angenommen. Daher empfiehlt die Herstellerfirma inzwischen gründliche Kontrollen der Parameter Körpergewicht (BMI), Hüftumfang, Blutdruck, Nüchternglucose und -blutfette in bestimmten Intervallen.

Mein persönliches Fazit

Dem Rezeptorbindungsprofil nach ist Quetiapin ein atypisches Neuroleptikum. Von seiner klinischen Wirkung her würde ich es am ehesten als mittelpotentes Neuroleptikum einstufen, das heißt, es hat in niedrigen Dosierungen eine deutliche sedierende Eigenschaft und bei höheren Dosierungen auch eine antipsychotische Wirkung.

Die sehr weite Ausdehnung der Indikationsgebiete und noch mehr der allgemeinen Verschreibungspraxis sehe ich allerdings kritisch. Atypische Neuroleptika sind bei einer akuten manischen Episode wirksam – das gilt auch für Quetiapin. Es ist allerdings überraschend, dass ein Neuroleptikum auch bei depressiven Episoden und zur Rezidivprophylaxe der Bipolaren Störung wirksam sein soll. Ich empfehle, sich hierzu selbst einen Überblick über die Studienlage zu verschaffen, um sich ein Urteil zu bilden, ob Quetiapin diesem Anspruch gerecht wird (▶ S3-Leitlinie »Diagnostik und Therapie Bipolarer Störungen«, ▶ Link unten).

Weblink

S3-Leitlinie »Diagnostik und Therapie Bipolarer Störungen« (Stand: Mai 2012): www.leitlinie-bipolar.de/wp-content/uploads/2012/09/S3_Leitlinie-Bipolar_V1_3.pdf

Ziprasidon

Ziprasidon

- ist ein atypisches Neuroleptikum.
- ist in der Regel sehr gut verträglich und bietet für viele Patienten einen ausreichenden rezidivprophylaktischen Schutz.
- entfaltet seine Wirkung nur, wenn es mit einer kalorienreichen Mahlzeit eingenommen wird. Andernfalls fällt die Bioverfügbarkeit von 60 % auf nur noch 30 %.
- kann dosisabhängig die QTc-Zeit verlängern, daher sind EKG Kontrollen und ein bedachter Einsatz erforderlich.

Geschichte

Ziprasidon ist ein mittelstarkes atypisches Neuroleptikum. Es wird vom Erstanbieter unter dem Präparatenamen Zeldox® vertrieben. Das Patent ist inzwischen ausgelaufen, es stehen seit Anfang 2013 preiswertere Generika zur Verfügung.

Pharmakologie

Ziprasidon ist ein Antagonist an den 5-HT_{2A}-, 5-HT_{1D}-, D_2- und H_1-Rezeptoren. Auf den 5-HT_{1A}-Rezeptor wirkt es agonistisch.
Die Bioverfügbarkeit von Ziprasidon beträgt 60 %, aber nur, wenn es mit einer kalorienreichen ordentlichen Mahlzeit eingenommen wird. Bei Einnahme ohne gleichzeitige Mahlzeit beträgt die Bioverfügbarkeit nur noch 30 %.
Ziprasidon wirkt in unveränderter Form, seine Metaboliten sind weitgehend inaktiv. Es wird mit einer Plasmahalbwertszeit von sieben Stunden über die Leber eliminiert.

Klinischer Einsatz

Ziprasidon ist zugelassen zur Behandlung der *Schizophrenie* sowie zur Behandlung von *manischen und gemischten Phasen der Bipolar-I-Störung*. Es kann bei *milden bis mittelgradigen psychotischen Erkrankungen* gut und erfolgreich eingesetzt werden. Seine Stärke hat es bei wenig dramatischen Erkrankungsbildern und in der jahrelangen Rezidivprophylaxe, da es von den meisten Patienten relativ nebenwirkungsarm vertragen wird.
Der Einsatz in der Akuttherapie ist schwieriger. Manche Patienten kommen auch bei einer akuten Symptomatik gut damit zurecht, bei vielen ist der Wirkeintritt aber relativ spät und manchmal wirkt es nicht stark genug, sodass auf ein anderes Präparat ausgewichen werden muss.
Für die parenterale Gabe steht Ziprasidon auch als intramuskulär verabreichbares Präparat zur Verfügung. Dieses sediert selbst kaum, eine Kombination mit einem Sedativum kann manchmal erforderlich sein.
Die empfohlene Dosis in der *Akutbehandlung der Schizophrenie* beträgt 80 bis 160 mg pro Tag, auf zwei Gaben verteilt und immer zusammen mit einer Mahlzeit eingenommen.
Für die *Rezidivprophylaxe* werden möglichst niedrige Dosierungen ab 40 mg pro Tag empfohlen. Meiner Erfahrung nach wirken 80

bis 120 mg pro Tag zumeist ausreichend sicher, eine niedrigere Dosis in der Rezidivprophylaxe kann mit einer geringeren Sicherheit einhergehen.

Dosierung

- *Akutbehandlung:* 80–160 mg/Tag
- *Rezidivprophylaxe:* 80–120 mg/Tag

Nebenwirkungen

Ziprasidon wird in aller Regel sehr gut vertragen. Es verursacht in den allermeisten Fällen weder Müdigkeit noch Gewichtszunahme noch EPMS.

QTc-Zeit-Verlängerung Ziprasidon kann dosisabhängig eine *Verlängerung der QTc-Zeit* verursachen, sodass vor Beginn der Behandlung und im Verlauf EKG-Kontrollen erforderlich sind. Von einer höheren Dosis als 160 mg pro Tag wird in der Fachinformation aufgrund der dosisabhängigen QTc-Zeit-Verlängerung ausdrücklich abgeraten. Bei bekannter Verlängerung des QTc-Intervalls sowie in Kombination mit einem anderen, die QTc-Zeit verlängernden Medikament soll Ziprasidon nicht gegeben werden. Beträgt die QTc-Zeit mehr als 500 ms, sollte die Therapie abgebrochen werden.

> Der 70-jährige Hr. S. leidet seit mehreren Jahren unter einer wahnhaften Störung. Oft wird er von bizarren wahnhaften Gedanken um körperliche Dysfunktionen gequält; so denkt er immer wieder, seine Speiseröhre sei verbogen oder sein Magen sei nur sehr klein und arbeite langsam. Aufgrund schlechter Verträglichkeit sind schon mehrere Neuroleptika abgesetzt worden; Ziprasidon hat er aber gut vertragen und dieses wurde zuletzt in Monotherapie eingesetzt. Aufgrund von Zweifeln an der Notwendigkeit einer solchen Medikation setzte Hr. S. Ziprasidon im Altenheim selbstständig ab. Es kam zu einer deutlichen Verstärkung seiner

wahnhaften Gedanken. Bei der Krankenhausaufnahme wurde ihm Ziprasidon aufgrund seiner guten Verträglichkeit zunächst wieder verabreicht. Da Herr S. allerdings im Rahmen seiner wahnhaften Störung fest davon überzeugt war, dass sein Darm »stillstehe«, aß er nichts mehr. In dieser Situation kann Ziprasidon nicht wirken, da dessen Bioverfügbarkeit bei Einnahme ohne ein kalorienreiches Essen zu niedrig ist. Hr. S. wurde in der Akutphase auf Olanzapin-Depot umgestellt und erholte sich wieder. Für die Rezidivprophylaxe wurde er erneut auf Ziprasidon eingestellt.

Mein persönliches Fazit

Wenn man die EKG-Kontrollen berücksichtigt, hat man ein gut wirksames und gut verträgliches Präparat zur Verfügung. Kommt es in der Praxis zu unerklärlichen Wirkungsverlusten, sollte überprüft werden, ob das Medikament auch mit einer kalorienreichen Mahlzeit eingenommen wird.

Sertindol

Sertindol

- ist ein atypisches Neuroleptikum, das selektiv D_2- und 5-HT_2-Rezeptoren blockiert.
- war aufgrund einer besonders ausgeprägten Gefahr der QTc-Zeit-Verlängerung von 1998 bis 2006 nicht erhältlich.
- ist seit 2006 wieder verfügbar, darf allerdings nur als Neuroleptikum der zweiten Wahl eingesetzt werden. Es müssen regelmäßige EKG-Kontrollen durchgeführt werden.
- wirkt verlässlich und ist – abgesehen von der Gefahr der QTc-Zeit-Verlängerung – recht nebenwirkungsarm.

Geschichte

1996 wurde Sertindol unter dem Präparatenamen Serdolect® auf den Markt gebracht. Es galt als gut verträglich und sehr gut wirksam. Nur 16 Monate später wurde es wieder vom Markt genommen. Grund dafür war der Verdacht auf eine erhöhte Rate von Torsade-de-Pointes-Tachykardien, die ein lebensbedrohliches Kammerflimmern auslösen können. In den Zulassungsstudien, die einem Umfang von etwa 476 Personenjahren entsprachen, traten zwölf plötzliche Todesfälle sowie 23 Synkopen auf. In den USA wurde Sertindol daher gar nicht erst zugelassen. Tatsächlich wurde unter Sertindol (20 mg/Tag) eine Zunahme der QTc-Zeit von durchschnittlich 26 ms beobachtet. Zum Vergleich: 10 mg Haldol oral gegeben führte in dieser Studie überhaupt nicht zu einer Verlängerung der QTc-Zeit (intravenös gegeben verursacht es sehr ausgeprägte QTc-Zeit-Verlängerungen); Risperidon in einer Dosis von durchschnittlich 6,6 mg führte zu einer sehr moderaten Zunahme der QTc-Zeit von 1,7 ms.

Üblicherweise wird eine Zunahme um mehr als 20 ms als kritisch angesehen. Die Zunahme der QTc-Zeit kann aber unter jedem Neuroleptikum auftreten, eine ganze Reihe von Substanzen zeigen diese Nebenwirkung, teilweise weit ausgeprägter als Sertindol. Es gibt einen sehr guten Übersichtsartikel über medikamenteninduzierte QTc-Zeit-Verlängerungen, der im Deutschen Ärzteblatt veröffentlicht wurde (► Angabe auf S. 103).

2006 wurde Sertindol nach acht Jahren Pause in Deutschland wieder auf den Markt gebracht, allerdings unter recht strengen Sicherheitsauflagen: Bei angeborenem Long-QT Syndrom (► Glossar) oder in Kombination mit anderen die QTc-Zeit verlängernden Medikamenten soll es nicht gegeben werden. Es darf erst gegeben werden, wenn sich zumindest ein Neuroleptikum vorher als ungeeignet erwiesen hat. Vor der Verabreichung, nach Dosisänderungen sowie alle drei Monate ist eine EKG-Untersuchung mit Bestimmung der QTc-Zeit im Vergleich zur QTc-Zeit vor Medikation erforderlich.

Pharmakologie

Sertindol hemmt selektiv D_2- und 5-HT_2-Rezeptoren sowie $Alpha_1$-adrenerge Rezeptoren. Man sagt »selektiv«, weil die erwünschte Dopaminrezeptorblockade im mesolimbischen ventralen Tegmentum in tierexperimentellen Studien mehr als 100-mal so stark war wie die unerwünschte Dopaminrezeptorblockade in der Substantia nigra pars compacta, die für die Entstehung von EPMS (► Abschn. 3.6.1) verantwortlich ist.

Klinischer Einsatz

Sertindol darf nur noch als Neuroleptikum der zweiten Wahl verordnet werden, bei *Verlängerungen des QTc-Intervalls* oder in Kombination mit anderen die QTc-Zeit verlängernden Medikamenten gar nicht.

Die psychotische Symptomatik klingt nach dem folgenden Dosierungsschema in der Regel rasch und verlässlich ab.

Dosierung

- *erster Tag:* 4 mg morgens
- *zweiter Tag:* 8 mg morgens
- *dritter Tag:* 12 mg morgens
- *ab dem vierten Tag:* 16 mg morgens

Nebenwirkungen

Die Verlängerung der QTc-Zeit ist unter Sertindol recht ausgeprägt. Es ist daher unabdingbar, die entsprechenden Anwendungseinschränkungen zu beachten und die regelmäßigen EKG-Kontrollen durchzuführen. Dennoch besteht unter Anwendung von Sertindol möglicherweise eine erhöhte Gefahr für einen plötzlichen Herztod. Andere Nebenwirkungen wie Sedierung oder Gewichtszunahme werden kaum beschrieben.

Mein persönliches Fazit

Es gibt immer wieder Patienten, die auf ausgeprägt dopaminantagonistisch wirksame Medikamente mit EPMS reagieren und auf weniger dopaminantagonistische Medikamente eine unzureichende Wirksamkeit zeigen. Bevor hier Clozapin eingesetzt wird, das die bekannten metabolischen und anderen Nebenwirkungen hat, kann Sertindol einen Versuch wert sein.

Wenn Sertindol verordnet wird, wirkt es meiner Erfahrung nach schnell und verlässlich, macht kaum müde und zeigt bei üblichen Dosierungen praktisch keine EPMS (▶ Abschn. 3.6.1).

Literatur und Weblink

QTc-Verlängerungen unter Sertindol: Lewis R et al. Sertindole for schizophrenia. Cochrane Database Syst Rev 2005; (3): CD001715.

QTc-Verlängerungen allgemein: Übersichtsartikel im Deutschen Ärzteblatt: www.aerzteblatt.de/pdf.asp?id=32372

Clozapin

Clozapin

- hat eine sehr starke und verlässliche Wirkung gegen die Plussymptome der Psychose.
- wird daher auch bei sonst als »therapieresistent« eingestuften Krankheitsbildern mit sehr gutem Erfolg eingesetzt.
- wirkt sehr oft auch gut gegen die Minussymptomatik der Psychose.
- kann in seltenen Fällen eine Agranulozytose auslösen, weshalb strenge Auflagen bezüglich der begleitenden Blutbilduntersuchungen bestehen.
- verursacht häufig Gewichtszunahme, Müdigkeit und erhöhten Speichelfluss.

Geschichte

Das seit 1972 verfügbare Clozapin gilt als der erste Vertreter der atypischen Neuroleptika. Es treten praktisch nie EPMS auf und es wirkt auch oft sehr gut bei Psychosen, die mit anderen Neuroleptika nicht erfolgreich behandelt werden können. Es galt daher lange Zeit als Goldstandard, was die antipsychotische Wirksamkeit betrifft. Diese hohe Wirksamkeit wird allerdings im Falle des Clozapins mit besonders schwerwiegenden Nebenwirkungen erkauft, was praktisch dazu führt, dass Clozapin nur noch gegeben wird, wenn besser verträgliche Neuroleptika nicht ausreichend wirksam sind – und auch dann nur unter besonderen Vorsichtsmaßnahmen.
Bis zur Mitte der 1960er Jahre war die von dem Psychiater Hans-Joachim Haase formulierte Theorie der »Neuroleptischen Schwelle« weithin anerkannt: Er behauptete, dass eine auf der Blockade des Dopaminrezeptors beruhende antipsychotische Wirkung erst mit dem Auftreten der unerwünschten Parkinson-Symptome einsetzen könnte. Clozapin widerlegte diese Theorie sehr eindrucksvoll. Nach einer Legende, die allerdings nie vom Hersteller bestätigt wurde, soll dieser das 1972 im deutschen Sprachraum zugelassene Präparat deshalb Leponex® genannt haben: Der Name sei danach von den Begriffen lepus (lat. für Hase) und nex (lat. für Tod) abgeleitet und bedeute demnach so viel wie »Ha(a)se tot«.

Pharmakologie

Clozapin interagiert mit verschiedenen Transmittersystemen: Es beeinflusst das dopaminerge, das adrenerge, das cholinerge, das serotonerge und das histaminerge System. Es ist ein potenter Antagonist an $Alpha_1$-Adrenozeptoren, muscarinischen Acetylcholinrezeptoren M_1, Serotoninrezeptoren (insbesondere 5-HT_{2A} und 5-HT_{2C}) sowie Histaminrezeptoren H_1. Von besonderem Interesse ist die Wechselwirkung von Clozapin mit Dopaminrezeptoren. Es blockiert vorrangig den D_4-Rezeptor und mit deutlich geringerer Affinität auch D_1-, D_3- und D_5-Rezeptoren. Die Blockade der D_2-Re-

zeptoren, die bei den »typischen« Neuroleptika vermutlich für den Großteil der antipsychotischen Wirkung verantwortlich ist, ist nur gering ausgeprägt.
Obwohl die Pharmakologie von Clozapin auf Rezeptorebene sehr ausführlich untersucht wurde, lässt sich bislang nicht gut erklären, wie es bei fast vollständigem Fehlen von EPMS eine so gute antipsychotische Wirkung entfaltet. Es wird – ebenso wie für Olanzapin und Quetiapin – vermutet, dass die 5-HT_{2A}-Rezeptor-Blockade mittels einer hierdurch ausgelösten »kompensatorischen« Dopaminausschüttung in der Substantia nigra das Ausbleiben von EPMS (► Abschn. 3.6.1) begründet.

Klinischer Einsatz

Clozapin ist möglicherweise das *wirksamste Neuroleptikum*. Es wirkt oft noch bei besonders schweren Erkrankungen, bei therapieresistent erscheinenden Fällen oder bei besonders ausgeprägter Symptomatik.
Zugleich hat es leider auch sehr ausgeprägte Nebenwirkungen, daher ist es in der Behandlung der *Psychose* nicht das Medikament der ersten Wahl.
Wegen der fehlenden extrapyramidalmotorischen Störwirkungen kann es bei *Parkinson-Patienten* eingesetzt werden, wenn unter dopaminerger Medikation behandlungsbedürftige psychotische Symptome auftreten, ferner bei *Chorea-Huntington-Erkrankten*.
In den ersten 18 Behandlungswochen muss wöchentlich ein Differenzialblutbild bestimmt werden, danach monatlich. Es hat sich bewährt, in der Eindosierungsphase wöchentlich auch einen Clozapin-Blutspiegel zu bestimmen. Der therapeutische Bereich liegt meist etwa zwischen 350 und 600 ng/ml. Dieser wird oft bei Dosierungen zwischen 250 und 500 mg pro Tag erreicht. Wenn während der Aufdosierungsphase besonders ausgeprägte Nebenwirkungen auftreten, sollte die Aufdosierung pausiert oder verlangsamt werden, bis die Nebenwirkungen wieder abklingen.

Dosierung

- am ersten Tag 25 mg abends, dann alle zwei Tage, später auch täglich um 25 mg steigern, bis eine ausreichende Wirkung eintritt
- *Therapie der Psychose:* 200–600 mg/Tag
- Orientierung der Dosis am *angestrebten Blutspiegel* etwa zwischen 350 und 600 ng/ml

Nebenwirkungen

Clozapin führt sehr häufig zu einer Reihe von Nebenwirkungen. Besonders häufig zeigt sich eine *relevante Gewichtszunahme* (4–31 % der Patienten berichten dies), zum Teil in erheblichem Ausmaß. Manche Patienten nehmen 5 bis 30 kg an Gewicht zu. Dies erschwert vielmals die Compliance.

Sehr häufig kommt es – insbesondere in der Aufdosierungsphase – zu *Müdigkeit* bzw. *Schläfrigkeit*. Aber auch bei einer stabilen Dosis ist oft eine Sedierung zu beobachten; daher wird es zumeist mit abendlichem Schwerpunkt verordnet.

Oft kommt es zu vermehrtem *Speichelfluss*, besonders im Schlaf. Der Patient berichtet in diesen Fällen, dass er beim Aufwachen ein nasses Kopfkissen vorgefunden hat, da der Speichel in der Nacht und in vielen Fällen auch am Tage nicht ausreichend geschluckt wird, sondern aus dem Mund läuft. Der verstärkte Speichelfluss soll mit einer erhöhten Rate an *Zahnschäden* bei den mit Clozapin behandelten Patienten zusammenhängen.

Clozapin verursacht recht häufig *Obstipation*. Diese muss oft medikamentös behandelt werden. Nicht selten kommt es zu ernsten Komplikationen durch eine vom Clozapin verursachte Trägheit des Darmes und eine hierdurch begünstigte pathologische Erweiterung des Dickdarms.

Andere Clozapin-spezifische Risiken sind die Ausbildung eines *Diabetes mellitus*, eine Beeinträchtigung der körpereigenen Temperaturregulation (Erzeugung von *Hyper- und Hypothermien*), eine erhöhte Gefahr für *epileptische Krampfanfälle* sowie die *Kardiotoxizität* der Substanz.

Agranulozytose Die gefährlichste Nebenwirkung ist die während der gesamten Einnahmezeit mögliche Agranulozytose (► Abschn. 3.6.4). Diese Verminderung der weißen Blutkörperchen kann unter Clozapin-Einnahme auftreten; daher muss das *Blutbild engmaschig überwacht werden*, um ein ernsthaft gefährliches Absinken der Granulozytenzahl rechtzeitig zu erkennen. Wird das Medikament in so einem Fall nicht sofort abgesetzt, besteht *Lebensgefahr*. Bis etwa 1976 ist weltweit bei einigen Hundert Patienten, die mit Clozapin behandelt wurden, eine Agranulozytose aufgetreten.
Nach neueren Daten aus England liegt die Agranulozytose-Wahrscheinlichkeit zwischen 0,38 und 0,8 %. Die Mortalität beträgt zwischen 0,01 und 0,03 %.

Absetzpsychosen Beim Absetzen von Clozapin kann es zu so genannten Absetzpsychosen kommen, die vom klinischen Bild her gravierender als die ursprünglich behandelte Psychose sein können. Diese Reaktionen treten besonders nach lang andauernder, hoch dosierter Einnahme auf und sind wahrscheinlich zum Teil auf die anticholinerge Wirkung des Medikaments zurückzuführen. Sorgsames, langsames *Ausschleichen* ist in diesen Fällen notwendig. Dies kann in manchen Fällen Wochen benötigen.

Wechselwirkungen

Clozapin wird über das Cytochrom P_{450} (CYP) 1A2 metabolisiert. Entsprechend führen Stoffe, die als Inhibitoren dieses Enzyms wirken (z. B. Coffein, Fluvoxamin, Ritonavir), zu einer Steigerung, und solche, die es in seiner Tätigkeit induzieren (z. B. Carbamazepin, Phenytoin, Rifampicin, Omeprazol, Rauchinhaltstoffe), zu einer Verminderung der Clozapin-Plasmakonzentration. Die Wirkung anticholinerger und zentral dämpfender Medikamente kann von Clozapin verstärkt werden.

Mein persönliches Fazit

Ich verwende Clozapin als »Reserve-Antipsychotikum«. Es hilft oft auch bei chronisch produktiven Krankheitsbildern, bei denen alle anderen zuvor eingesetzten Antipsychotika keine durchgreifende Linderung verschafft haben. Allerdings hat es mit der oft ausgeprägten Gewichtszunahme, der Sedierung und der Gefahr der Agranulozytose gravierende Nebenwirkungen. Das Verhältnis aus Nutzen und Nebenwirkungen bespreche ich daher sehr ausführlich mit dem Patienten.

Literatur

Cohen D et al. Beyond white blood cell monitoring: screening in the initial phase of clozapine therapy. J Clin Psychiatry 2012; 73: 1307–12.

3.3.6 Depotneuroleptika

Einige der typischen Neuroleptika wie **Haloperidol**, **Flupentixol** oder **Fluphenazin** stehen schon seit Jahrzehnten auch als Depotpräparat zur Verfügung. Diese Darreichungsform galt lange Zeit für eine recht große Patientengruppe als besonders sicher und angemessen. Mit dem Aufkommen der Atypika änderte sich das Verhältnis aus Nutzen und Nachteilen, weil die Typika auch in der Depotform nebenwirkungsreicher sind als die Atypika. Mit **Risperidon** (Risperdal® Consta®) kam ein erstes Atypikum in Depotform auf den Markt, inzwischen stehen auch **Olanzapin** (ZypAdhera®), **Paliperidon** (Xeplion®) und Aripiprazol (Abilify Maintena®) als Depot zur Verfügung. Atypische Depots sind allerdings noch recht teuer. Zum Einsatz eines Depotpräparates gibt es immer wieder unterschiedliche Einschätzungen. Wenn ein psychiatrischer Patient, der eine neuroleptische Medikation braucht, diese immer wieder nach einer gewissen (zu kurzen) Zeit entgegen ärztlichen Rat absetzt, kommt regelmäßig der Ruf nach einem Depotpräparat auf. Man

muss jedoch bedenken, dass ein Patient, der sein Neuroleptikum nicht mehr nehmen möchte, es auch als Depot nicht nehmen wird. Depots haben große Vorteile, wenn jemand zwar alle zwei oder vier Wochen einen Arzt aufsucht, aber zwischenzeitlich eine Tabletteneinnahme nicht hinbekommt, etwa weil er obdachlos ist und das Depot für ihn praktischer ist. Sie sind auch vorteilhaft, wenn ein Patient die Medikation zwar möchte, aber die Tabletteneinnahme ihm zu lästig oder zu kompliziert ist oder er sie häufig vergisst.
Man muss auch beachten, dass es bei nicht steril applizierten Depotinjektionen zu einem *Spritzenabszess* kommen kann, der die Gesundheit erheblich gefährden kann und manchmal zu einer großen Narbe führt. Das passiert mit Tabletten nicht. Das Risiko eines Spritzenabszesses muss einem benennbaren Vorteil der Depotmedikation gegenüber gestellt werden.
Wenn ein Patient eine Neurolepsie nicht nehmen möchte und es keine gesetzliche Grundlage wie eine Bewährungsauflage gibt, dann kann er auch eine Depotmedikation jederzeit absetzen. Immerhin – man sieht es frühzeitig.
Ein Depot hilft also immer dann, wenn der Betroffene die Neurolepsie will, aber *unzuverlässig oder unregelmäßig einnimmt*, jedoch nicht, wenn jemand keine Neurolepsie will. Dass das Depot dann die Compliance erhöht, ist ein Mythos. Gut verträgliche Tabletten gehen in diesem Fall mit einer höheren Compliance einher als ein weniger gut verträgliches Depot.

Umrechnung der oralen Dosis in eine Depotdosis

Bei Einstellung auf ein atypisches Depot ist es in aller Regel sinnvoll, in den ersten 2 bis 4 Wochen den Depotwirkstoff parallel auch oral zu geben, da es üblicherweise so lange dauert, bis ein Blutspiegel im therapeutischen Bereich aufgebaut ist. Im Zweifel sollte man den Blutspiegel laborchemisch bestimmen.
Es stellt sich dann die Frage, welche Depotdosis zu wählen ist. Es gibt keine einfache Formel, um die oral gegebene Dosis eines Neu-

roleptikums in eine Depotdosis umzurechnen. Eine Orientierung hierzu gibt Tabelle 3-3. Im Einzelfall können andere Dosierungen erforderlich sein.

Tab. 3-3 Umrechnung der oralen Dosis in eine Depotdosis bei verschiedenen Neuroleptika

Dosis in Worten	Dosis in Tablettenform	Faktor	Depotdosis
Flupentixol (z. B. Fluanxol®)			
niedrig	4-0-0 mg	5	20 mg alle 2 Wochen
mittel	10-0-0 mg	5	50 mg alle 2 Wochen
hoch	10-10-0 mg	5	100 mg alle 2 Wochen
Risperidon (Risperdal® Consta®)			
niedrig	0-0-2,5 mg	10	25 mg alle 2 Wochen
mittel	0-0-4 mg	10	37,5 mg alle 2 Wochen
hoch	0-0-5 mg	10	50 mg alle 2 Wochen
Paliperidon (Xeplion®)			
Xeplion®-Einstellung auf jede Dosis immer so beginnen: Tag 1: 150 mg deltoidal, Tag 8: 100 mg deltoidal, danach:			
niedrig	3-0-0 mg	15	50 mg alle 4 Wochen
mittel	6-0-0 mg	15	75 mg alle 4 Wochen
hoch	6-0-3 mg	15	100 mg alle 4 Wochen
Haloperidol (z. B. Haldol®)			
niedrig	2-0-2 mg	10	40 mg alle 4 Wochen
mittel	4-0-4 mg	10	80 mg alle 4 Wochen
hoch	6-0-6 mg	10	120 mg alle 4 Wochen
Fluphenazin (z. B. Lyogen®)			
niedrig	2-0-3 mg	5	25 mg alle 2 Wochen
mittel	5-0-5 mg	5	50 mg alle 2 Wochen
hoch	10-0-10 mg	5	100 mg alle 2 Wochen

Tab. 3-3 (Fortsetzung)

Dosis in Worten	Dosis in Tablettenform	Faktor	Depotdosis
Olanzapin (ZypAdhera®)			
niedrig	0-0-10 mg	20	210 mg/2 Wochen oder 405 mg/4 Wochen für 8 Wochen; dann 150 mg/2 Wochen oder 300 mg/4 Wochen
mittel	0-0-15 mg	20	300 mg/2 Wochen für 8 Wochen; dann 210 mg/2 Wochen oder 405 mg/4 Wochen
hoch	0-0-20 mg	20	300 mg alle 2 Wochen
Aripiprazol (Abilify Maintena®)			
mittel	15-0-0 mg	20	300 mg alle 4 Wochen
hoch	20-0-0 mg	20	400 mg alle 4 Wochen

Der Umrechnungsfaktor in den Tabellen ist so zu verstehen:

Gesamtdosis (mg) in Tablettenform mal Umrechnungsfaktor = Depotdosierung

Dabei ergibt sich in den meisten Fällen die Depotdosis, die *alle zwei Wochen* zu geben ist, manchmal ist der Umrechnungsfaktor aber auch so berechnet, dass sich die Dosis für das 4-Wochen-Intervall ergibt, je nachdem, welches Intervall bei diesem Depot üblich und pharmakologisch sinnvoll ist.
Viele Depots können auch in längeren Intervallen gegeben werden, was die Wahrscheinlichkeit eines Spritzenabszesses entsprechend reduziert.

3.3.7 Welches Antipsychotikum gebe ich wem?

Wie in dem Kapitel zur Frage: »Welches Antidepressivum verordne ich wem?«, habe ich hier eine Vereinfachung meines Behandlungsalgorithmus aufgeschrieben. Dies ist aber nicht der einzig richtige Weg. Vielleicht hilft er Ihnen dennoch, einen Ausgangspunkt zur Formulierung Ihres eigenen Algorithmus zu finden, den Sie mir gerne an psychopharmakologie@icloud.com mailen dürfen!

Nehmen wir an, in meine Behandlung kommt ein sonst gesunder Patient mit einer Psychose. Ich entscheide mich, dass er ein Neuroleptikum braucht. Das bespreche ich mit ihm und er stimmt dem zu. Nun stellt sich die Frage: Welches Neuroleptikum empfehle beziehungsweise verordne ich? Es gibt keine ganz einfache Faustformel, nach der ich für einen bestimmten Patienten ein Neuroleptikum auswähle, aber ich habe ein typisches Vorgehen, das ich häufig anwende. Es gibt einige unterscheidbare Konstellationen, die nachfolgend aufgeführt sind.

Der erfolgreich vorbehandelte Patient Auf meine Fragen: »Haben Sie schon einmal in einer früheren Krankheitsphase ein Neuroleptikum erhalten? Hat es gut gewirkt? Haben Sie es gut vertragen?«, antwortet er jeweils mit »Ja«, d. h. ein bestimmtes Präparat hat schon einmal gut gewirkt und wurde gut vertragen. Dann empfehle ich genau dieses Medikament wieder. Ich frage, welche Symptomatik damals bestanden hat, wie stark sie war und welche Dosis des Präparates in welcher Zeit geholfen hat. Ich mache mir ein Bild davon, wie stark die Symptomatik jetzt ist und empfehle eine passende Dosis.

Der bislang unbehandelte Patient Wenn bislang noch nie ein Neuroleptikum verordnet wurde, empfehle ich in der Regel in der ersten Stufe **Risperidon**. Es wirkt schnell und verlässlich. Es macht nicht müde und es verursacht in der Regel keine Gewichtszunahme. Wenn ich selbst ein Neuroleptikum bräuchte, würde ich mich für Risperidon entscheiden. In Dosierungen bis 4 mg pro Tag ist es meist gut verträglich und macht bei vielen Patienten keine EPMS (► Abschn. 3.6.1). In höheren Dosierungen kann es EPMS verursachen.

Risperidon hat sich als ungeeignet erwiesen Wenn Risperidon nicht ausreichend geholfen hat oder nicht vertragen wurde und der Patient nicht adipös ist, empfehle ich in der zweiten Stufe in der Regel **Olanzapin**. Es wirkt ebenso sicher, verlässlich und zügig wie Risperidon und wird ebenfalls zumeist gut vertragen. Es kann aber eine deutliche Gewichtszunahme verursachen. Darüber kläre ich den Patienten sehr eindeutig auf. Lehnt er das Präparat ab, empfehle ich ein anderes. Ich lasse die Patienten vor Beginn der Behandlung mit Olanzapin wiegen. Treten eine Gewichtszunahme von mehr als 3 kg oder wiederholte Heißhungerattacken auf, empfehle ich, das Präparat zu wechseln.

Risperidon und Olanzapin haben sich als ungeeignet erwiesen Wenn Risperidon in Stufe eins wegen mangelnder Wirksamkeit und nicht wegen EPMS das Feld räumen musste und in Stufe zwei Olanzapin nicht geeignet war, dann versuche ich in der dritten Stufe **Amisulprid**. Wenn Risperidon wegen EPMS ausschied, überspringe ich diesen Schritt.

Risperidon, Olanzapin und Amisulprid waren ungeeignet In der vierten Stufe muss ich ein Neuroleptikum auswählen, das gegebenenfalls etwas weniger wirkstark als Risperidon, Olanzapin und Amisulprid, aber vielleicht besser verträglich ist. Es kommen nun **Aripiprazol**, **Ziprasidon** und **Quetiapin** in Betracht. Ich verordne in dieser Reihenfolge. Aripiprazol führt häufig zu Akathisie (► Abschn. 3.6.2), ich setze es dann zumeist sofort und ohne zu warten ab. Ziprasidon und Quetiapin werden in der Regel sehr gut vertragen, hier stellt sich eher die Frage der ausreichenden Wirksamkeit.

Monotherapie ohne Erfolg Funktioniert keines der bislang gewählten Neuroleptika in Monotherapie, wähle ich geleitet von den Nebenwirkungen der bisherigen Versuche eine **Kombinationstherapie** aus **zwei** gut verträglichen, aber in Monotherapie nicht ausreichend wirksamen **Neuroleptika** aus und gebe beide in einer mittleren Dosis. Dabei unterteile ich die Neuroleptika nach ihren Nebenwirkungen in unterschiedliche Gruppen und meide die Gruppe, deren Nebenwirkung bislang am problematischsten war:

- *Gruppe 1* (D_2-Rezeptoren-Blocker): EPMS-Gefahr: Haloperidol, Amisulprid, Risperidon
- *Gruppe 2* (H_1-Rezeptoren-Blocker): Gewichtszunahme-Gefahr: Clozapin, Olanzapin, manchmal Quetiapin
- *Gruppe 3:* Akathisie-Gefahr: Aripiprazol

Alle oben genannten Stufen waren erfolglos Waren die bisherigen Wirkstoffe erfolglos, dann probiere ich es mit **Sertindol**. Zu Sertindol sind besondere Hinweise (► S. 100) zu beachten, da es in besonders hohem Maße geeignet ist, die QTc-Zeit zu verlängern. Es ist daher ein Neuroleptikum der zweiten Wahl.

Sertindol war auch erfolglos Wenn Sertindol auch nicht gewirkt hat oder wenn die Schwere der Erkrankung dies schon früher gebietet, ist es an der Zeit, sich für das nebenwirkungsreichere, aber eben auch sehr wirksame **Clozapin** (► S. 103) zu entscheiden. Eine besonders ausführliche Aufklärung ist erforderlich. In der S3-Behandlungsleitlinie »Schizophrenie« wird der Einsatz von Clozapin deutlich früher in Betracht gezogen. Da Clozapin aber regelmäßig starke Nebenwirkungen verursacht, setze ich es nach Möglichkeit erst spät ein.

Rezidivprophylaxe bei asymptomatischem Patienten Mit großer Sicherheit wirkt das Neuroleptikum, das die psychotische Episode beendet hat. Bei der Rezidivprophylaxe sind aber Nebenwirkungen noch viel weniger akzeptabel als in der Akuttherapie. Bei Nebenwirkungen wechsele ich daher noch niederschwelliger auf ein Ausweichpräparat.

Behandlung akuter cocaininduzierter psychotischer Zustände Cocain ist stark und selektiv dopaminagonistisch. **Amisulprid** ist stark und selektiv dopaminantagonistisch. Daher behandele ich akute psychotische Zustände nach Cocainkonsum mit Amisulprid und einem Benzodiazepin.

Delir Ein lebensbedrohliches Delir, egal welcher Genese (Alkoholentzug, Benzodiazepinentzug, …) braucht eine wirkungsvolle und schnelle Neurolepsie. Ich gebe **Haloperidol**, seltener **Risperidon**.

Auswahl eines Depotpräparates Wenn der Patient unter den zuvor verordneten Medikamenten keine Probleme mit EPMS hatte, mache ich in der Regel zunächst einen Versuch mit **Flupentixol** (Fluanxol®). Zur Prüfung der Verträglichkeit gebe ich es zunächst oral. Wird dies vertragen, gebe ich eine milde Dosis Fluanxol Depot, etwa 40 bis 60 mg alle zwei Wochen. Alternativ gebe ich **Risperidon** (Risperdal® Consta®) oder **Paliperidon** (Xeplion®) als Depotpräparat. Treten hierunter EPMS auf, gebe ich **Olanzapin** als Depotpräparat (ZypAdhera®).

Ich weise darauf hin, dass bei jedem einzelnen Patienten noch viele weitere Aspekte eine Rolle spielen können, die über das von mir beschriebene Vorgehen hinausgehen.

3.4 Sedativa

Zu den Sedativa zählen die *niederpotenten Neuroleptika* und eine Reihe von chemisch unterschiedlichen *Schlafmitteln*. Sedativa wirken beruhigend, reduzieren innere Anspannung, machen müde und können darüber hinaus Angst lindern.
Die *klassischen Sedativa* sind die niederpotenten Neuroleptika. Sie sind geeignet, innere Anspannungen zu reduzieren, beruhigend zu wirken und müde zu machen. Das kann in bestimmten Krankheitsphasen sehr hilfreich sein.
Benzodiazepine haben in höheren Dosierungen zwar denselben Effekt, allerdings sind sie nicht das mildeste Mittel, um eine Beruhigung zu bewirken. Benzodiazepine gehen immer mit der Gefahr einer Abhängigkeit einher. Diese Stoffklasse zur Sedierung einzusetzen, ist also mit Blick auf das Abhängigkeitspotenzial gewissermaßen »mit Kanonen auf Spatzen geschossen«. Benzodiazepine werden getrennt im Kapitel 5.2 besprochen.

3.4.1 Promethazin

Promethazin

- ist ein niederpotentes Neuroleptikum.
- ist pharmakologisch ein H_1-Rezeptor-Antagonist.
- wirkt ausgeprägt sedierend.
- kann auch gegen Allergien eingesetzt werden.

Geschichte

Promethazin ist seit 1948 ununterbrochen unter dem Präparatenamen Atosil® auf dem Markt, inzwischen natürlich auch als Generikum. Es ist ein niederpotentes Neuroleptikum (► Glossar).

Pharmakologie

Promethazin ist ein H_1-Rezeptor-Antagonist. Daher ist es wirksam gegen Allergien. Hauptwirkung ist jedoch die *Sedierung*.

Klinischer Einsatz

Promethazin wird in der Psychiatrie zur *Sedierung* verordnet. Es macht im Gegensatz zu Benzodiazepinen nicht abhängig, was einen dauerhaften Gebrauch und einen wiederholten Gebrauch bei Bedarf, etwa bei *Anspannungs- und Angstzuständen*, ermöglicht.
Die Dosis liegt bei etwa 25 von 50 mg pro Gabe, eine Verteilung auf vier Gaben zu je 50 mg pro Tag ist möglich, dies wäre dann schon eine recht hohe Tagesgesamtdosis.
Eine *abendliche Gabe* kann schlafanstoßend wirken.

Dosierung

- *bei Bedarf (Anspannung):* 25–50 mg, maximal 200 mg/Tag

Nebenwirkungen

Die Sedierung ist bei Promethazin die gewünschte Hauptwirkung, also in diesem Fall keine Nebenwirkung. Die Wirkung anderer zentral dämpfender Medikamente kann durch Promethazin verstärkt werden.

Mein persönliches Fazit

Promethazin bei Bedarf zu geben, ist in vielen Fällen eine sinnvolle Behandlung. In akuten Krankheitsphasen kann auch eine regelmäßige Gabe in absteigender Dosis über wenige Wochen sinnvoll sein. Eine dauerhafte Sedierung über mehrere Monate sollte aber die Ausnahme sein.

3.4.2 Opipramol

Opipramol

- gehört zu den erstaunlich häufig verordneten Psychopharmaka.
- hemmt pharmakologisch Histamin- und Sigma-1-Rezeptoren, aber weder die Serotonin- noch die Noradrenalin-Wiederaufnahme.
- wird in der Regel mit dem Ziel einer milden Sedierung, Angstlinderung und antidepressiven Wirkung verordnet.

Opipramol (z. B. Insidon®) belegt auf der Rangliste der am häufigsten verordneten Psychopharmaka Platz 6.
Es ist ein im stationären Bereich eher selten verordnetes Medikament, das sich aber bei niedergelassenen Hausärzten, Internisten und auch bei niedergelassenen Psychiatern großer Beliebtheit erfreut.

Pharmakologie

Opipramol hemmt weder die Wiederaufnahme von Serotonin noch die Wiederaufnahme von Noradrenalin. Mutmaßlich aufgrund der *Hemmung von Sigma-1-Rezeptoren* entwickelt es eine *milde antidepressive und angstlösende Wirkung.* Aufgrund der Blockade der Histaminrezeptoren wirkt es sedierend.

Klinischer Einsatz

Angewendet wird es für ein breites Indikationsgebiet, das von *Depressionen* über *Angststörungen*, *Anspannungszustände*, *Schlafstörungen* bis hin zu *Zwangsstörungen* reicht. Vielen Patienten hilft es auch sehr gut und erweist sich gleichzeitig als gut verträglich. Dann ist es ein gutes Medikament für diese Patienten.
Ich verschreibe es praktisch nur dann, wenn es eine erfolgreiche Vorbehandlung mit Opipramol gibt. Ansonsten bevorzuge ich die Kombination aus einem modernen Antidepressivum und einem

niederpotenten Neuroleptikum: Das Antidepressivum wirkt dann stimmungsaufhellend und lindert Ängste, das niedrig dosierte niederpotente Neuroleptikum wirkt sedierend und ebenfalls angstlindernd (Neuroleptanxiolyse). Dabei kann ich die einzelnen Wirkkomponenten unabhängig voneinander dosieren.

Dosierung

- *Tagesdosierung:* 50–300 mg aufgrund der Sedierung abends gegeben
- *niedrige Dosierung:* 50–100 mg abends
- *mittelhohe Dosierung:* 50-50-100 mg
- *hohe Dosierung:* 100-100-100 mg

Nebenwirkungen

Zu Beginn der Behandlung treten manchmal *Müdigkeit*, *Schwindel*, *Übelkeit* und in manchen Fällen *Potenzstörungen* auf. Bei sehr hohen Dosierungen können eventuell die Nebenwirkungen von Neuroleptika eintreten (z. B. EPMS, ► Kap. 3.6.1).
Zumeist treten diese Nebenwirkungen aber nur in der Anfangszeit (erste Tage bis Wochen) der Einnahme auf und sind nur schwach ausgeprägt.

Mein persönliches Fazit

Opipramol hilft vielen Patienten, insbesondere bei eher unspezifischen Beschwerden, und es ist gut verträglich. Pharmakologisch ist es überwiegend ein Sedativum. Aber wie heißt es ganz zurecht: »Wer heilt hat Recht …«

3.5 Antihyperkinetika

Antihyperkinetika werden gegeben, um Überbeweglichkeiten zu behandeln, die entweder krankheitsbedingt (wie bei der Chorea Huntington) oder medikamenteninduziert (wie bei den tardiven Dyskinesien, ► S. 123) auftreten.

3.5.1 Tiaprid

Tiaprid

- ist ein Antihyperkinetikum, das bei tardiven Dyskinesien, Tics und Überbeweglichkeiten bei Chorea Huntington eingesetzt wird.
- dämpft verlässlich die vegetative Entzugssymptomatik im Alkoholentzug.
- gilt als nebenwirkungsarm.
- hat praktisch keine antipsychotische Wirkung, obwohl es chemisch und pharmakologisch zu den typischen Neuroleptika zählt.

Pharmakologie

Tiaprid gehört chemisch zu den Benzamiden wie Sulpirid und Amisulprid. Es blockiert selektiv die D_2- und D_3-Rezeptoren. Tiaprid hat keine wesentliche anticholinerge oder antihistaminerge Wirkung, daher sediert es kaum.

In typischen Dosierungen wirkt es vorwiegend im limbischen System durch Blockierung von D_2-und D_3-Rezeptoren und weit weniger im Striatum. Da die typischen EPMS als Folge der Dopaminblockade im Striatum auftreten, hat Tiaprid, das hier wenig aktiv ist, diese Nebenwirkung weit seltener und kann daher auch zur Therapie von Bewegungsstörungen eingesetzt werden.

Seine Plasmahalbwertszeit beträgt 2,9 bis 3,6 Stunden. Es wird nicht über die Leber metabolisiert, sodass es auch bei Patienten mit Leberfunktionsstörungen sicher eingesetzt werden kann.

Klinischer Einsatz

Tiaprid ist offiziell für die Behandlung *tardiver Dyskinesien* zugelassen. Tardive Dyskinesien (► S. 123) können vor allem im Mundbereich sehr hartnäckig sein. Sie können als Folge des längeren Einsatzes typischer Neuroleptika entstehen. Selbst nach vollständigem Absetzen der Neuroleptika verbleiben bei manchen Patienten Residuen dieser Dyskinesien. Tiaprid kann diese Symptome reduzieren. Tiaprid wird auch zur Behandlung von *Tics beim Tourette-Syndrom*, bei *Dyskinesien wie der Chorea Huntington*, gegen *Akathisie* sowie im *Alkoholentzug* eingesetzt.

Dosierung

- *empfohlene Dosis bei Erwachsenen laut Fachinformation:* 100-100-100 bis 200-200-200 mg; Wirkung nach etwa sechs Wochen zu erwarten
- *empfohlene Dosis gegen die wurmartigen Überbewegungen im Rahmen einer Chorea Huntington laut Fachinformation:* 100-100-100 mg bis zu 200-200-200-200-200 mg

Laut Leitlinie ist Tiaprid die Therapie der ersten Wahl bei *motorischen und vokalen Tics*, die beim *Tourette-Syndrom* auftreten.
Tiaprid wird sehr häufig gegen die *vegetativen Symptome im Alkoholentzug* gegeben, obwohl es hierfür nicht offiziell zugelassen ist. Es hilft beispielsweise gegen die Unruhe, Rastlosigkeit, das Schwitzen und die Tachykardie im Entzug. Typisch ist die Kombination mit Carbamazepin. Tiaprid kann auch intramuskulär oder intravenös verabreicht werden, was zu einer zügigen Linderung vegetativer Entzugsbeschwerden führt.
Da Tiaprid relativ wenig im Striatum bindet, verursacht es selbst kaum EPMS, eignet sich aber zur Therapie der EPMS, nach Dose und Lange (2000) durch eine Blockierung übermäßig sensitiver Dopaminrezeptoren.

Gegen *Agitation* und *Aggressivität* ist es besonders gut geeignet, da es vornehmlich im limbischen System wirkt.

Nebenwirkungen

Tiaprid kann die *QTc-Zeit verlängern*. Entsprechende EKG-Kontrollen und Vorsichtsmaßnahmen sind daher erforderlich.
Wie alle Dopaminantagonisten kann Tiaprid eine *Hyperprolaktinämie* verursachen, weswegen es von Ludolph et al. (2012) nicht für die Verwendung bei Kindern und Jugendlichen empfohlen wird.
Der FDA wurden Fälle von *Rhabdomyolyse* gemeldet.

Mein persönliches Fazit

Ich verwende Tiaprid gerne in Kombination mit Carbamazepin im Alkoholentzug. Bei tardiven Dyskinesien, Tics und Überbeweglichkeit bei Chorea Huntington hat es bei mir ebenfalls einen fest etablierten Platz.
Lediglich zur Behandlung von EPMS habe ich selbst keine überzeugenden eigenen Erfahrungen gemacht. Wenn ein Patient unter erheblichen EPMS leidet, sollte man meiner Meinung nach immer einen Weg finden, das verursachende Neuroleptikum in der Dosis zu reduzieren oder umzustellen.

Literatur

Dose M, Lange HW. The benzamide tiapride: treatment of extrapyramidal motor and other clinical syndromes. Pharmacopsychiatry 2000; 33: 19–27.

Ludolph AG et al. Tourette syndrome and other tic disorders in childhood, adolescence and adulthood. Dtsch Arztebl Int 2012; 109: 821–8.

3.6 Neben- und Wechselwirkungen

3.6.1 Extrapyramidalmotorische Störungen (EPMS)

- Unter EPMS versteht man Nebenwirkungen bestimmter Neuroleptika auf das willkürmotorische System.
- Klassische Neuroleptika (Typika) wie Haloperidol oder Benperidol verursachen stärker EPMS als Atypika wie Olanzapin und Quetiapin. EPMS können sich zeigen in einer Steifigkeit der Gelenke, einem erhöhten Muskeltonus, einer verminderten Beweglichkeit der Extremitäten, Hypomimie oder Zungen-Schlund-Krämpfen.
- EPMS sind Frühdyskinesien; sie treten zum Zeitpunkt der Medikamenteneinnahme auf. Das Auftreten von EPMS kann ein Warnzeichen für **tardive Spätdyskinesien** sein. Hierbei handelt es sich um orale Automatismen und andere unwillkürliche Bewegungen, die nach Langzeitgabe von Neuroleptika auftreten können und manchmal trotz Absetzen der Therapie bestehen bleiben.

Klinisches Bild

Steifigkeit Am häufigsten zeigen sich EPMS in einer erhöhten Muskelsteifigkeit. Arme und Beine bewegen sich weniger flüssig, der Gang kann unnatürlich steif werden, man spricht auch vom »Teddybär Gangbild«.

Im klinischen Untersuchungsbefund fallen auf:

- *Rigor:* erhöhter Muskeltonus
- *Zahnrad-Phänomen:* bei passiver Bewegung der Extremitäten zeigt sich ein zahnradartiger Widerstand
- *Tremor:* Zittern

Zungen-Schlund-Krampf Eine gefürchtete und sehr unangenehme ausgeprägte Form der EPMS ist der Zungen-Schlund-Krampf, bei dem sich die Zunge und der Rachenbereich so stark verkrampfen, dass die Atmung behindert ist. Eine sofortige intravenöse Injektion von **Biperiden** (z. B. Akineton®) schafft Abhilfe. Das Neuroleptikum muss nach einem Zungen-Schlund-Krampf in aller Regel gewechselt werden.

Blickkrämpfe Patienten mit Blickkrämpfen schauen starr in eine Richtung, in die sie nicht schauen wollen. Meist sind beide Augen betroffen, manchmal nur eines. Auf Aufforderung kann der Betroffene oft den Blick wieder auf einen vorgegebenen Punkt fixieren, der Blick weicht aber oft schnell wieder zurück in die ungewollte Position.

Therapie

Treten EPMS auf, ist zunächst einmal zu prüfen, ob das Neuroleptikum gegen ein verträglicheres Präparat getauscht werden kann. Ist dies (vorübergehend) nicht möglich, kann man **Biperiden retard** 4 mg pro Tag verordnen. Schneller wirksam ist Biperiden in der unretardierten Form. Bei sehr ausgeprägten Formen, insbesondere beim Zungen-Schlund-Krampf, ist Biperiden intravenös indiziert. Biperiden hat ein gewisses Suchtpotenzial.

3.6.2 Akathisie

Die Akathisie ist eine sehr unangenehme Nebenwirkung, die manchmal unter hoch dosierten typischen Neuroleptika, manchmal aber auch unter atypischen Neuroleptika auftreten kann. Sie ist gekennzeichnet durch »Sitzunruhe«, das heißt, der Patient kann nicht still sitzen, er hat unentwegt das Bedürfnis, sich zu bewegen, ohne ein bestimmtes Ziel. Trippeln und rastlose Bewegungen sind typisch.
In der Regel muss das Neuroleptikum, das Akathisie auslöst, abgesetzt werden, um diese nicht dauerhaft aushaltbare Nebenwirkung zu unterbinden. Manchmal reicht allerdings auch eine Dosisreduktion schon aus. In manchen Fällen vergeht die Akathisie nach wenigen Wochen bei unveränderter Medikation.

3.6.3 Metabolisches Syndrom

Diagnosekriterien für das Metabolische Syndrom

- erhöhter Bauchumfang: Männer: >94 cm, Frauen: >80 cm
- Nüchternblutzuckerwert von >100 mg/dl oder diagnostizierter Diabetes mellitus
- erhöhter Triglyceridwert >150 mg/dl oder bereits eingeleitete Therapie zur Senkung des Triglyceridwerts
- niedriger HDL-Cholesterin-Wert: <40 mg/dl bei Männern und <50 mg/dl bei Frauen oder bereits eingeleitete Therapie zur Erhöhung des HDL-Werts
- Bluthochdruck (ab >130 mmHg systolisch und >85 mmHg diastolisch) oder bereits behandelte Hypertonie

Bei nichtschwangeren Frauen mit einem Bauchumfang von mehr als 80 cm und Männern, die einen Bauchumfang von mehr als 94 cm haben, muss man an das Metabolische Syndrom denken. Es entwickelt sich oft in Folge eines ungesunden Lebensstils (wenig Bewegung, zu viel Essen). Für die Psychiatrie spielt es eine besonders große Rolle, da es durch Neuroleptika und einige Antidepressiva ausgelöst oder verstärkt werden kann.

Das Metabolische Syndrom (manchmal auch als tödliches Quartett bezeichnet) wird heute als der entscheidende Risikofaktor für koronare Herzkrankheiten angesehen. Es ist charakterisiert durch diese vier Faktoren:

- abdominelle Fettleibigkeit
- Bluthochdruck
- veränderte Blutfettwerte
- Insulinresistenz

Bauchumfang als Leitkriterium

Eine große Rolle für die Definition des Metabolischen Syndroms spielt der erhöhte Bauchumfang. Denn für das kardiovaskuläre Risiko ist bei Übergewicht das Fettverteilungsmuster von Bedeutung: Besonders nachteilig wirken sich hier Fettdepots im Bauchraum und an den inneren Organen aus. Dieses innere Bauchfett ist sehr stoffwechselaktiv. Es beeinflusst den Fett- und Kohlenhydratstoffwechsel, sodass Fettstoffwechselstörungen und Diabetes die Folge sein können.
Voraussetzung für das Metabolische Syndrom ist eine bauchbetonte (sog. zentrale) Adipositas: Bei Männern ein Bauchumfang > 94 cm, bei Frauen > 80 cm (diese Werte gelten für Menschen europäischer Herkunft, für Asiaten gelten andere Werte).
Kommen zu diesem Leitfaktor noch mindestens zwei der folgenden Risikofaktoren hinzu, besteht eine deutlich höhere Gefahr, im Laufe des Lebens eine Herz-Kreislauf-Erkrankung zu erleiden:

- *Nüchternblutzuckerwerte* von > 100 mg/dl oder diagnostizierter Diabetes mellitus
- *erhöhte Triglyceridkonzentration* > 150 mg/dl oder bereits eingeleitete Therapie zur Senkung der Triglyceridkonzentration
- *niedrige HDL-Cholesterin-Konzentration*: < 40 mg/dl bei Männern und < 50 mg/dl bei Frauen oder bereits eingeleitete Therapie zur Erhöhung der HDL-Cholesterin-Konzentration
- *Bluthochdruck* (ab > 130 mmHg systolisch und > 85 mmHg diastolisch) oder eine bereits behandelte Hypertonie

In der ICD-10 kann man das Metabolische Syndrom nur hilfsweise mit dem Code E.88.9 »Stoffwechselstörung, nicht näher bezeichnet« codieren.

Einige Neuroleptika können bei einem Teil der Patienten eine deutliche Gewichtssteigerung verursachen. Besonders ausgeprägt ist dies bei **Clozapin**, das manchmal Gewichtssteigerungen von bis zu 25 kg verursachen kann. Aber auch **Olanzapin** und seltener auch **Quetiapin** können bei etwa einem Fünftel bis einem Zehntel der Patienten zu einer Gewichtszunahme von mehreren Kilogramm führen. Auch Antidepressiva wie **Mirtazapin** oder die Gruppe der trizyklischen Antidepressiva können eine Gewichtszunahme bewirken. Diese liegt meist in der Größenordnung von 3 bis 5 kg, kann aber im Einzelfall auch ausgeprägter sein. Entweder in Folge der Gewichtszunahme oder als direkte Folge der Medikation kann es auch zur Entwicklung der anderen Risikofaktoren (Diabetes, erhöhte Blutfettwerte und arterielle Hypertonie) kommen.

Über die Gefahr des Auftretens oder der Verstärkung eines Metabolischen Syndroms muss man die Patienten vor Verordnung dieser Substanzen aufklären.

Treten diese Veränderungen unter neuroleptischer Medikation auf, sollte man unbedingt einen Wechsel des Präparates versuchen. Für **Clozapin** gilt, dass dies aufgrund seiner Nebenwirkungen (Gefahr einer Agranulozytose, Gewichtszunahme, Speichelfluss, Müdigkeit) trotz seiner besonders guten Wirksamkeit erst dann eingesetzt wird, wenn alle anderen Neuroleptika keine ausreichende Wirkung gezeigt haben.

Bei **Olanzapin** und den **anderen Atypika** hat es sich bewährt, *bei einer Gewichtszunahme von mehr als 3 kg in den ersten sechs Wochen* nach Beginn der Behandlung einen Wechsel des Präparates vorzuschlagen. Darüber hinaus sollte man einen gesunden Lebensstil besprechen wie z. B. über körperliche Aktivität und gesunde Ernährung zur Beibehaltung des Normalgewichts; zunächst steht also in manchen Fällen eine Diät an. Liegt ein Diabetes mellitus vor, sollte er bei nicht ausreichender Wirkung der Ernährungs- und

Bewegungstherapie medikamentös behandelt werden. Gleiches gilt für die Einstellung des Bluthochdrucks.

Um die Entwicklung eines Metabolischen Syndroms rechtzeitig zu entdecken, empfiehlt es sich, unter Therapie mit Antipsychotika die entsprechenden Parameter regelmäßig zu untersuchen. In der S3-Behandlungsleitlinie »Schizophrenie« wird hierzu in Übereinstimmung mit der *American Diabetes Association* vorgeschlagen, die Parameter Körpergewicht (Body-Mass-Index), Hüftumfang, Blutdruck, Nüchternserumglucose, Nüchternblutfette, Blutbild, Kreatinin, Blutdruck, Puls, EKG und ggf. EEG zu Beginn der Therapie, nach vier Wochen, nach drei Monaten und dann in bestimmten individuellen Intervallen zu überprüfen.

Weblink

Kurzfassung der S3-Leitlinie »Behandlung der Schizophrenie« (Stand: November 2005; neue geplant: Februar 2016): www.awmf.org/uploads/tx_szleitlinien/038-009k_S3_Schizophrenie_01.pdf

3.6.4 Agranulozytose

- Einige Medikamente können eine allergische Reaktion verursachen, in deren Folge es zu einem gefährlichen Abfall der weißen Blutkörperchen kommt.
- Am stärksten mit dieser Gefahr verbunden ist die Gabe von Clozapin. Daher muss bei Verordnung von Clozapin über vier Monate wöchentlich das Differenzialblutbild bestimmt werden.
- Klinisch tritt eine Agranulozytose oft als Kombination aus Fieber, Angina tonsillaris und Stomatitis aphtosa auf.
- Tritt eine Agranulozytose auf, muss das auslösende Medikament sofort abgesetzt werden.

Eine Agranulozytose ist eine *starke Verminderung der Granulozyten*, einer Untergruppe der weißen Blutkörperchen (Leukozyten), auf *unter 500 Zellen/µl Blut*.
Häufigste Ursache einer Agranulozytose ist eine Unverträglichkeitsreaktion auf bestimmte Medikamente, oft Analgetika, Antipyretika, Neuroleptika, Thyreostatika oder Sulfonamide. Seltener ist eine Störung der Blutbildung im Knochenmark, z.B. durch maligne Tumoren, aplastische Anämien und Einnahme von Chemotherapeutika.
Die *wichtigsten auslösenden Medikamente* der Agranulozytose sind Metamizol (Agranulozytoserisiko nach neueren Daten 1:1700), Clozapin, Clomipramin, Carbimazol, Thiamazol, Sulfasalazin und Cotrimoxazol.

Klinisches Bild

Die Erkrankung beginnt unspezifisch mit einer Störung des Allgemeinbefindens und Fieber. Später treten Schleimhautgeschwüre, Hautnekrosen und örtlich begrenzte Lymphome auf.
Häufige Trias bei Agranulozytose:
- Fieber
- Angina tonsillaris
- Stomatitis aphtosa

Diagnostik

Wegweisend ist eine Laboruntersuchung des Blutes, das *Differenzialblutbild*. Weiterhin muss sorgfältig nachgeforscht werden, welche *Medikamente* eingenommen wurden und potenziell ursächlich sein können. Zum Ausschluss einer Bildungsstörung der weißen Blutkörperchen kann eine *Gewebeprobe aus dem Knochenmark* (meist Beckenkamm, alternativ Brustbein) entnommen und *histologisch* untersucht werden.

Therapie

Da meist von Arzneimittelnebenwirkungen auszugehen ist, sollten an erster Stelle alle nicht unbedingt notwendigen Medikamente *abgesetzt* bzw. durch solche *ersetzt* werden, die bekanntermaßen keine Agranulozytose auslösen. Oft lässt sich das auslösende Medikament nicht ermitteln. Weiterhin werden Maßnahmen zur Infektionsprophylaxe eingeleitet.
Um die Therapie zu unterstützen, kann die Granulozytenproduktion durch die Gabe der *Granulozyten-Wachstumsfaktoren* G-CSF und GM-CSF angeregt werden.

3.6.5 QTc-Zeit-Verlängerung

- Eine Reihe von Medikamenten kann die QTc-Zeit verlängern. Dies kann zu Torsade-de-Pointes-Tachykardien führen, die tödlich enden können.
- Daher ist es notwendig, diejenigen Medikamente zu kennen, die diese Nebenwirkung besonders häufig verursachen.
- Regelmäßige EKG-Kontrollen sind sowohl bei diesen Medikamenten als auch – in längeren Abständen – bei anderen Psychopharmaka wichtig.

Bei einer ganzen Reihe von Psychopharmaka ist es von großer Bedeutung, vor Beginn der Behandlung, nach Erreichen eines »steady state« und im Verlauf immer wieder die QTc-Zeit (► auch Abb. 3-7) zu bestimmen.
In der Praxis sollte man meiner Meinung nach so vorgehen:

- *erstes EKG:* vor Beginn der Behandlung mit einem verdächtigen Medikament
- *zweites EKG:* eine Woche nach der Neuverabreichung oder Dosissteigerung eines verdächtigen Medikaments

- *nächstes EKG:* bei Sertindol alle drei Monate, bei anderen verdächtigen Medikamenten möglicherweise in etwas längeren Abständen, aber regelmäßig

Grenzwerte für die QTc-Zeit

- *Männer:* QTc-Zeit > 450 ms
- *Frauen:* QTc-Zeit > 470 ms
- *immer verdächtig:* deutlich verlängerte QTc-Zeit seit der letzten Messung

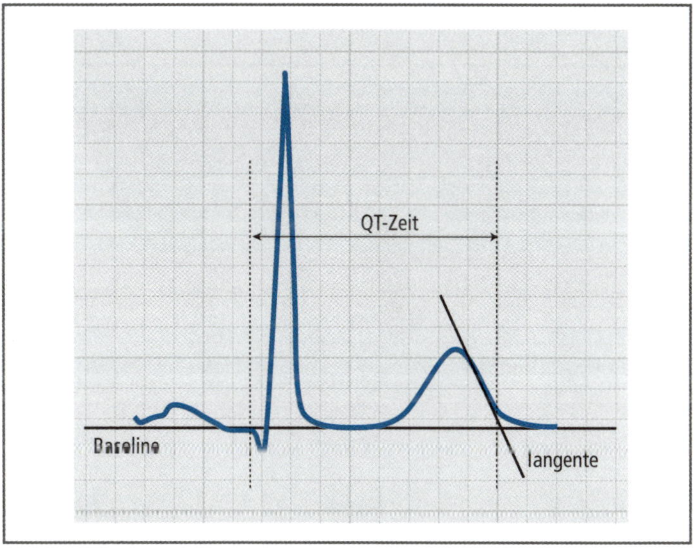

Abb. 3-7 Die QT-Zeit ist die Zeit, die zwischen dem Beginn der Q-Zacke und dem Ende der T-Welle vergeht. Sie ist ein Maß für die Erregungsausbreitung in der Herzkammer. Die QTc-Zeit ist eine frequenzkorrigierte QT-Zeit.

Abbildung 3-8 zeigt einige wichtige und häufig verordnete Neurolepti ka, geordnet nach dem Ausmaß der durchschnittlichen QTc-Zeit-Verlängerung. Bei anderen Substanzen, die ebenfalls die QTc-Zeit verlängern, muss man sich immer im Einzelnen ein Bild machen, wie ausgeprägt die Verlängerung der QTc-Zeit ist. Man muss außerdem bedenken, dass Substanzen, die einzeln jeweils die QTc-Zeit verlängern können, dies in Kombination noch sehr viel stärker tun können. Am ausgeprägtesten ist die QTc-Zeit-Verlängerung durchschnittlich unter **Thioridazin**, das als Melleril® vertrieben wird. Bei Anwendung von Thioridazin sind regelmäßige EKG-Kontrollen erforderlich. Auch **Pimozid**, das unter dem Namen Orap® im Handel erhältlich ist, verursacht häufig QTc-Zeit-Verlängerungen.

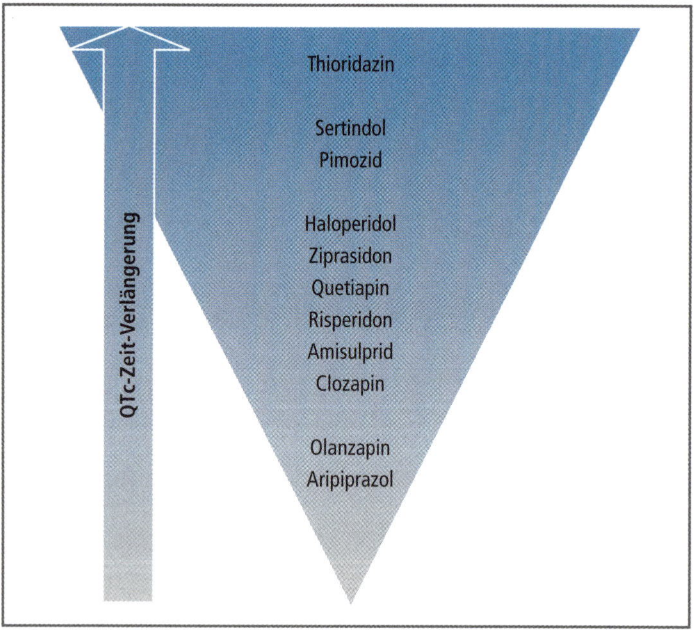

Abb. 3-8 Ausmaß der QTc-Zeit-Verlängerung bei einigen ausgewählten Neuroleptika

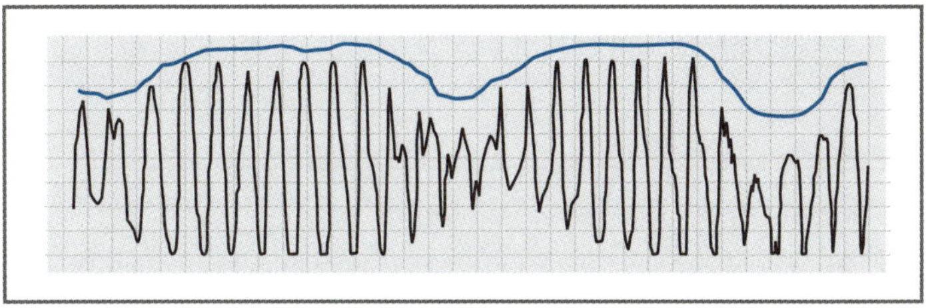

Abb. 3-9 Torsade-de-Pointes-Tachykardie im EKG

Ein sehr guter Artikel von Wenzel-Seifert et al. (2011) geht sehr viel differenzierter auf die QTc-Zeit-Verlängerung auch zahlreicher anderer Substanzen ein.

Für *intravenös* verabreichtes **Haloperidol** gibt es eine überzeugende Datenlage zur Gefahr von QTc-Zeit-Verlängerungen mit daraus resultierender Torsade-de-Pointes-Rhythmusstörung. Dies kann auch daran liegen, dass Haloperidol oft auf Intensivstationen intravenös gegeben wird, wo diese Nebenwirkung sehr gut beobachtet werden kann und daher öfter auffällt. Haloperidol sollte aus diesem Grund nicht mehr intravenös verabreicht werden.

Zum *oralen* verabreichten Haloperidol gibt es noch nicht so dramatische Erkenntnisse zur QTc-Verlängerung, was nicht heißt, dass Haloperidol oral unbedenklich ist.

Bei Gabe von Medikamenten, die die QTc-Zeit verlängern können, ist es wichtig, **Kalium** und **Magnesium** im Blut zu untersuchen, da Hypokaliämien und Hypomagnesiämien eine Torsade-de-Pointes-Tachykardie begünstigen können.

Eine deutlich verlängerte QTc-Zeit kann zu ernsthaften Herzrhythmusstörungen führen, im schlimmsten Falle zu einer Torsade-de-Pointes-Tachykardie (▸ Abb. 3-9), die tödlich enden kann.

Literatur

Wenzel-Seifert K, Wittmann M, Haen E. QTc prolongation by psychotropic drugs and the risk of Torsade de Pointes. Dtsch Arztebl Int 2011; 108: 687–93.

4 Phasenprophylaktika

Behandlung der Bipolaren Störung

- Die meiste Zeit über behandelt man Patienten mit einer Bipolaren Störung, indem man ihnen ein Phasenprophylaktikum verordnet. Phasenprophylaktika reduzieren Anzahl und Schwere depressiver und manischer Episoden, verhindern diese in der Regel aber nicht vollständig. Sie wirken unterschiedlich stark: Lithium ist am wirkstärksten, gefolgt von Valproinsäure, Carbamazepin und dann den anderen Phasenprophylaktika.
- Akute manische Episoden behandelt man mit einem Phasenprophylaktikum plus einem Neuroleptikum, akute depressive Episoden mit einem Phasenprophylaktikum plus einem Antidepressivum

Patienten mit einer Bipolaren Störung sind *die meiste Zeit über symptomfrei.* Im Intervall haben sie keine Einschränkung der geistigen Leistungsfähigkeit und können uneingeschränkt ihre verschiedenen sozialen Rollen wahrnehmen. Die Aufgabe des Psychiaters besteht in dieser weit überwiegenden Zeit darin, eine wirksame Phasenprophylaxe zu verordnen. Am wirksamsten ist **Lithium**, gefolgt von **Valproinsäure**, **Carbamazepin** und **anderen Antiepileptika**. Ob Neuroleptika in der Phasenprophylaxe wirksam sind, ist sehr umstritten.

Akute manische Phasen behandelt man mit einer Kombination aus einem Phasenprophylaktikum und einem Neuroleptikum.
Akute depressive Episoden behandelt man mit einer Kombination aus einem Phasenprophylaktikum und einem vorsichtig dosierten Antidepressivum.

4.1 Phasenprophylaxe

Phasenprophylaktika, auch *Stimmungsstabilisatoren* oder *»mood stabilizer«* genannt, sind Medikamente, die zur Phasenprophylaxe im Rahmen von Bipolaren Störungen eingesetzt werden. Ziel ist, die Anzahl sowie die Schwere der depressiven und der manischen Episoden zu reduzieren. In der akuten Manie wirken Phasenprophylaktika auch antimanisch.

> Stellen Sie sich einen Patienten vor, der unbehandelt beispielsweise in einem 10-Jahres-Zeitraum zehn manische und 20 depressive Episoden gehabt hätte. In den Manien wäre er sehr ausgeprägt manisch, gäbe sehr viel Geld aus, schadete sich selbst. In den depressiven Episoden wäre er tief depressiv, teilweise suizidal, bräuchte längere Krankenhausaufenthalte.
> Von der Behandlung mit einem Phasenprophylaktikum verspräche man sich dann, dass er im 10-Jahres-Zeitraum beispielsweise statt zehn nur noch drei manische und statt 20 nur noch zwölf depressive Episoden hätte. Dabei wären die manischen Episoden vielleicht nur noch Hypomanien, die depressiven Episoden weniger schwer und vielleicht ambulant behandelbar. Suizidalität bestünde möglicherweise sehr viel seltener.

Zu den Phasenprophylaktika zählen **Lithium**, **Valproinsäure**, **Carbamazepin** und einige weitere Substanzen, die ursprünglich als Antiepileptika eingeführt wurden. Die Wirkstärke der verwendeten Medikamente ist sehr unterschiedlich.
Atypische Neuroleptika haben einen festen Stellenwert in der Behandlung manischer Episoden. Viele sind für diese Indikation zugelassen. Aus ihrer antimanischen Wirkung in der akuten Manie kann man aber nicht folgern, dass atypische Neuroleptika eine phasenprophylaktische Wirkung haben. Auch aus der unzweifelhaften antidepressiven Wirkung aller Antidepressiva während einer depressiven Episode kann man ebenso wenig schließen, dass diese

das Auftreten einer neuen depressiven oder manischen Phase im Rahmen einer Bipolaren Störung verhindern. Natürlich ist vorstellbar, dass die kontinuierliche Gabe von Antidepressiva im symptomfreien Intervall das Auftreten von depressiven Phasen verschleiert, da sie ja bereits zu Beginn der depressiven Phase wirken. Eine Phasenprophylaxe mit Lithium, Valproinsäure oder Carbamazepin funktioniert jedoch anders. Ebenso ist es möglich, dass kontinuierlich gegebene Neuroleptika eine hypomane Episode maskieren – eine echte Phasenprophylaxe ist dies jedoch nicht.

4.2 Therapie

4.2.1 Manische Episode

In der akuten manischen Episode besteht oft *keine Krankheitseinsicht*, was die entschiedene pharmakologische Therapie sehr erschwert. Oft sind keine akuten Gefährdungsaspekte im Sinne des PsychKGs gegeben. Wenn der Patient eine Behandlung ablehnt, kann es unmöglich sein, eine Therapie durchzuführen. Am ehesten wird man Erfolg haben, wenn man den manischen Patienten davon überzeugen kann, dass ihm die Therapie etwas nützt.

Symptome der Manie sind ein deutlich reduzierter Schlaf, Umtriebigkeit, Hochstimmung, Überaktivität und Ideenflut, die alle subjektiv oft positiv bewertet werden. Aber es gibt auch Symptome, die erklärbar negativ sind, wie eine Störung des formalen Gedankenganges (im Sinne eines beschleunigten Gedankenganges, Gedankenflucht oder Gedankensprüngen) sowie eine maniforme Gereiztheit.

Therapeutisch ist hier die *Kombination aus einem Neuroleptikum und einem eher hoch dosierten Phasenprophylaktikum* erforderlich. Häufig wird man ein *Benzodiazepin* hinzunehmen.

Manische Episode

Johann B. ist 33 Jahre alt, ledig und hat keine Kinder. Er arbeitet bei einer Sicherheitsfirma. Früher hat er regelmäßig Amphetamine konsumiert, seit seiner Ersterkrankung im 24. Lebensjahr mit einer ausgeprägten Manie jedoch nicht mehr. Er bekam bislang Lithium als Phasenprophylaxe, das er vor vier Monaten absetzte, weil er glaubte, es nicht mehr zu brauchen.

Seit zwei Wochen ist er ausgeprägt manisch, schläft nur zwei bis drei Stunden pro Nacht, spricht beschleunigt und teilweise nicht ganz nachvollziehbar und zeigt sich bei Versuchen, ihn zu begrenzen, ausgeprägt gereizt. Er begibt sich freiwillig in stationäre Behandlung.

Die Medikation könnte so aussehen:

- Lithium schrittweise aufdosieren auf 900-0-900-0 mg (mit dem Ziel, den Lithiumspiegel auf 1 mmol/l zu bringen)
- Olanzapin velotabs 10-0-10-0 mg
- Lorazepam 1-0,5-1-1 mg sowie Lorazepam bei Bedarf (Anspannung) 0,5–2,5 mg, maximal 3 mg pro Tag

4.2.2 Depressive Episode

Eine akute depressive Episode im Rahmen einer Bipolaren Störung behandelt man mit einem *Phasenprophylaktikum in Verbindung mit einem Antidepressivum*. Dabei muss man vorsichtig sein, das *Antidepressivum nicht zu hoch zu dosieren*, da grundsätzlich die Gefahr besteht, dass Antidepressiva ein Kippen in eine Manie begünstigen. Die Gabe soll also eher niedrig dosiert sein und nach Abklingen der depressiven Episode wieder beendet werden. So könnte man z. B. mit 10 bis 20 mg Citalopram über vier Wochen behandeln und das Medikament dann wieder absetzen.

Depressive Episode bei Bipolarer Störung

Nach vier Wochen unter Therapie ist bei Johann B. die Manie abgeklungen, es stellt sich nun eine depressive Nachschwankung ein. Eine mögliche Behandlung könnte nun so aussehen:

- Lithium: 450-0-900-0 mg (mit dem Ziel, den Lithiumspiegel auf 0,7 mmol/l zu bringen)
- Citalopram: 10-0-0-0 mg
- Olanzapin velotabs: 0-0-5-0 mg
- Lorazepam bei Bedarf (Anspannung): 0,5–2,5 mg, maximal 3 mg pro Tag

Weblinks

S3-Leitlinie »Diagnostik und Therapie Bipolaren Störungen« (Stand: Mai 2012): www.leitlinie-bipolar.de/wp-content/uploads/2012/09/S3_Leitlinie-Bipolar_V1_3.pdf

Deutsche Gesellschaft für Bipolare Störungen: www.dgbs.de

4.3 Wirkstoffe

4.3.1 Lithium

Lithium

- nimmt etwa jeder tausendste Mensch weltweit ein.
- ist richtig dosiert das wirkstärkste Phasenprophylaktikum zur Prophylaxe depressiver und manischer Phasen im Rahmen einer Bipolaren Störung.
- kann auch im Sinne einer Augmentation (► Glossar) in der Therapie einer schwer behandelbaren Depression eingesetzt werden.

Lithium gehört zu den am häufigsten verordneten Medikamenten weltweit.
Es gilt als das Phasenprophylaktikum mit der stärksten Wirkung. Das bedeutet, dass bipolare Patienten unter einer Behandlung mit Lithium weniger häufig und weniger stark ausgeprägte manische und depressive Episoden erleiden.

Klinischer Einsatz

Lithium wird nicht nach der Dosis, sondern immer *nach dem Blutspiegel* dosiert. Dabei gelten je nach Indikation unterschiedliche Zielbereiche.

Akute manische Episode Bei einer akuten manischen Phase mit ausgeprägt manischem Verhalten (ausgeprägte Verkürzung des Schlafes, beschleunigter Gedankengang, enthemmtes Verhalten, maniform gereizte Stimmung etc.), die stationär behandelt wird, strebe ich einen Lithium-Spiegel von 1 bis 1,2 mmol/l an.
Bei diesem recht hohen Spiegel ist ganz besonders engmaschig die Verträglichkeit zu prüfen, Blutspiegel sollten alle zwei bis fünf Tage durchgeführt werden.

Hypomane Episode Bei einer hypomanen Episode (mit Symptomen wie gestörtem Schlaf, Umtriebigkeit, expansivem Verhalten, Kritikminderung, aber geordnetem Gedankengang und wenig maniform gereiztem Affekt), die stationär behandelt wird, strebe ich einen Spiegel von etwa 0,8 mmol/l an.

Phasenprophylaxe Zur reinen Phasenprophylaxe in Abwesenheit jeder Symptomatik ist in der Regel ein Spiegel von etwa 0,6 mmol/l ausreichend. Früher wurde eher ein Spiegel von 0,6 bis 0,8 mmol/l angestrebt. Hier ist die individuelle Wirksamkeit relevant. Diese muss durch eine langfristige Beobachtung festgestellt werden.

Eindosierung Die Eindosierung mache ich unterschiedlich schnell. Bei *akuter Manie* fange ich am ersten Tag mit 450 mg Lithium an und steigere diese jeden Tag um 225 bis 450 mg. Ich messe erstmalig den Spiegel, wenn ich eine Dosis von 900 bis 1 125 mg erreicht und diese über einen Tag gleich belassen habe. Bei *Hypomanien* und noch mehr zur *Phasenprophylaxe* steigere ich die Dosis wesentlich langsamer und messe den Spiegel erst, wenn ich die Dosis zwei Tage lang konstant gehalten habe.

Danach gehe ich nach folgender Regel vor: Der Lithiumspiegel verhält sich ziemlich proportional zur Dosis, das heißt die doppelte Dosis bewirkt etwa einen doppelten Spiegel. So kann ich per Dreisatz berechnen, um wie viel mg ich steigern muss, um vom aktuellen Spiegel auf den Zielspiegel zu kommen.

Hat ein Patient früher schon einmal Lithium erhalten und wurde ein Spiegel gemessen, dann orientiere ich mich daran. Tritt Tremor auf, strebe ich einen niedrigeren Spiegel an.

Dosierung

- Die Geschwindigkeit der Lithium-Aufdosierung hängt davon ab, ob man in einer akuten manischen Episode mit der Therapie beginnt oder ob man geplant mit einer Rezidivprophylaxe beginnen möchte.
- *Therapie der akuten Manie:* Am ersten Tag 0-0-450 mg, am zweiten Tag 225-0-450 mg bis 450-0-450 mg. Dann Bestimmung des Lithium-Serumspiegels. Der Zielbereich für die Behandlung der akuten manischen Episode liegt bei 0,7–1,2 mmol/l. Dieser Spiegel wird oft bei einer Dosis von 900–1350 mg/Tag erreicht.
- *Geplante Eindosierung zur Phasenprophylaxe:* Je langsamer man Lithium aufdosiert, desto seltener treten Nebenwirkungen auf. Bei einer geplanten Eindosierung kann man alle paar Tage um 250 mg/Tag steigern, bis ein Spiegel von 0,5–0,7 mmol/l erreicht ist. Dies ist oft bei einer Dosis von 675–1 150 mg/Tag der Fall.

- Bei Nierenfunktionsstörungen und bei älteren Menschen muss die Therapieentscheidung besonders kritisch getroffen werden; die Dosierungen liegen bei diesen Gruppen deutlich niedriger und es müssen deutlich häufiger Spiegelkontrollen erfolgen.

Nebenwirkungen

Lithium kann – vor allem bei zu hoher Dosierung – ausgeprägte Nebenwirkungen verursachen. Bei zu hohen Blutspiegeln treten *Zittern und Unruhe* auf, später auch *Farbsehstörungen*, bei noch höheren Blutspiegeln auch *Vigilanzminderungen*. Lithium gilt als *thyreotoxisch*, *nephrotoxisch* und *teratogen* (► Glossar).

In der Behandlung von Schwangeren oder Patientinnen, die eine Schwangerschaft wünschten, galt es bisher als streng kontraindiziert. Früher wurde die Wahrscheinlichkeit von Fehlbildungen des Herz-Kreislauf-Systems beim Ungeborenen etwa auf das 400-Fache gegenüber der Normalbevölkerung geschätzt. Diese Sicht ist nicht mehr aktuell. Heute geht man davon aus, dass die Wahrscheinlichkeit für kardiovaskuläre Fehlbildungen im ersten Trimenon etwa auf das 10-Fache gegenüber der Normalbevölkerung erhöht ist.

Nach dem ersten Trimenon sind Gefahren und Nutzen einer Lithiumtherapie ebenfalls sorgfältig abzuwägen, auch wenn das Fehlbildungsrisiko dann niedriger liegt als im ersten Trimenon.

In einer *Metaanalyse zum Nebenwirkungsprofil von Lithium* (McKnight et al. 2012) kommen die Autoren nach Sichtung von 385 Studien zu einer neuen Einschätzung: Sie fanden heraus, dass bei 25 % der Behandelten Schilddrüsenunterfunktionen, Schilddrüsenstörungen oder Störungen der Nebenschilddrüsenfunktionen festzustellen sein müssten. Das ist häufiger als bislang bekannt.

Sie empfehlen, den *Calciumwert* vor und während einer Behandlung mit Lithium zu bestimmen, um Störungen der Nebenschilddrüse zu identifizieren.

Sie berichten, dass *ernsthafte Schädigungen der Niere seltener als erwartet* festzustellen seien. Dass 0,5 % der Patienten, die Lithium einnahmen, eine Nierentransplantation brauchten, ist in meinen Augen allerdings eine sehr hohe Quote.

Auch in dieser Metaanalyse zeigten sich *weniger Hinweise auf eine erhöhte Teratogenität*, sodass in Zukunft eine Behandlung nach Aufklärung, Beratung und sorgfältiger Abwägung nun erwogen werden kann.

Diese Analyse zeigt, dass unser Wissen selbst über Medikamente, die seit mehreren Jahrzehnten sehr häufig verschrieben werden, unvollständig und häufig sogar falsch ist. Es ist wichtig, sich das immer wieder bewusst zu machen. Und es ist äußerst wichtig, auch die scheinbar bekannten und scheinbar bewährten Substanzen weiterhin sehr gründlich zu beforschen.

Mein persönliches Fazit

Lithium ist in meinen Augen deutlich wirkstärker als die anderen Phasenprophylaktika. Ich setze es daher als Therapie der ersten Wahl ein und halte mich an regelmäßige Spiegelkontrollen und eher niedrige Spiegel. Bei nur vermuteten Nebenwirkungen zu schnell auf ein anderes Phasenprophylaktikum umzusteigen, kann mit einem deutlichen Wirkverlust einhergehen. Es gilt die Regel: Vor dem **Absetzen** von Lithium immer erst einen erfahrenen Psychiater fragen!

Literatur

Metaanalyse zu Nebenwirkungen von Lithium: McKnight RF et al. Lithium toxicity profile: a systematic review and meta-analysis. Lancet 2012; 379: 721–8.

4.3.2 Valproinsäure

> **Valproinsäure**
> - ist ein Antiepileptikum, das insbesondere bei generalisierten Epilepsien, Absencen, Aufwach-Grand-Mal und jugendlicher myoklonischer Epilepsie eingesetzt wird.
> - ist nach Lithium mit das wirksamste Medikament in der Phasenprophylaxe der Bipolaren Störung.
> - wirkt während einer manischen Episode antimanisch.
> - kann mit einer deutlich erhöhten Häufigkeit zu erheblichen Fehlbildungen und Intelligenzminderungen bei ungeborenen Kindern führen. Daher soll es Frauen im gebärfähigen Alter nur nach schriftlicher Aufklärung und bei sicherer Kontrazeption gegeben werden.

Geschichte

Valproinsäure ist eine nicht natürlich vorkommende, verzweigte Carbonsäure. Beverly Burton synthetisierte sie 1881 erstmalig. Zunächst wurde die Säure als Lösungsmittel für wasserunlösliche Substanzen eingesetzt. Bei der Untersuchung der antikonvulsiven Wirksamkeit verschiedener in Valproinsäure gelöster Khellinin-Derivate entdeckte Pierre Eymard 1962 zufällig, dass für die pharmakologische Wirkung nicht die gelösten Stoffe, sondern das Lösungsmittel Valproinsäure verantwortlich war.

Seit Dezember 2014 ist die Anwendung von Valproinsäure wegen seiner teratogenen Wirkung bei Frauen im gebärfähigen Alter ganz erheblich eingeschränkt worden.

Pharmakologie

Valproinsäure greift an verschiedenen Strukturen im Gehirn an. Für seine antiepileptische Wirkung werden u. a. die *Blockade von erregenden Ionenkanälen* (spannungsabhängige Natriumkanäle und

Calciumkanäle) sowie eine *Verstärkung der Wirkung des hemmenden Neurotransmitters GABA* (durch Hemmung des Abbaus und Aktivierung der Synthese von GABA) angenommen.
Valproinsäure wird gut vom Körper aufgenommen und kann oral oder intravenös verabreicht werden. Die Halbwertszeit liegt zwischen 12 und 16 Stunden. Bei gleichzeitiger Einnahme von Carbamazepin können Halbwertszeit und Serumspiegel der Valproinsäure deutlich absinken.

Klinischer Einsatz

Die Valproinsäure und ihre Salze – die Valproate – sind ursprünglich Antiepileptika und werden auch gegenwärtig überwiegend als Antiepileptika eingesetzt. In der Psychiatrie wird die Valproinsäure zur *Behandlung der Bipolaren Störung*, darüber hinaus adjuvant zur Unterstützung bestimmter anderer Behandlungen eingesetzt.
Die Studienlage zu allen genannten psychiatrischen Anwendungen ist unübersichtlich. Ich empfehle an dieser Stelle, die S3-Leitlinie zur Behandlung von Bipolaren Störungen zu lesen, die einen sehr guten Überblick über die Studienlage gibt.
Für die Behandlung der manischen Episode gibt es eine klare Empfehlung zum Einsatz von Valproinsäure. Bezüglich der Phasenprophylaxe ergibt sich nur noch eine Empfehlung. Die Datengrundlage für diese Empfehlung ist allerdings nicht so repräsentativ, wie man angesichts der häufigen Verordnung von Valproinsäure zur Phasenprophylaxe denken sollte.
Valproinsäure wird bei *»rapid cycling«* (► Glossar) noch vor Lithium empfohlen, da die Studienlage darauf hindeutet, dass es in dieser Indikation überlegen ist. Nicht selten wird eine *Kombination aus Valproinsäure und Lithium* eingesetzt.
Man kann Valproinsäure bereits während einer manischen Episode gut eindosieren. In der Aufdosierungsphase kann es sedierende Eigenschaften haben, was in der Behandlung der akuten Manie oft gewünscht ist. Die Zieldosis wird zum einen nach der Wirkung,

zum anderen nach dem Blutspiegel bestimmt. Angestrebt wird ein Serumspiegel von etwa 70 bis 100 µg/ml.

Dosierung

In der Regel fängt man mit 150–300 mg/Tag an und steigert die Dosis langsam, bis man einen Blutspiegel von 50–100 mg/l erreicht hat. Dies ist oft bei Dosierungen von 1 000–1 500 mg/Tag der Fall.

Valproinsäure bei manischer Phase im Rahmen einer Bipolaren Störung

Der 33-jährige Herr S. stellt sich in Begleitung seiner Ehefrau erstmalig im psychiatrischen Krankenhaus vor. Er schlafe seit zwei Wochen praktisch gar nicht, habe zuletzt sehr viel Geld für unsinnige Sachen ausgegeben, habe sogar einen Sportwagen gekauft, den er sich wirklich nicht leisten könne und sei sehr umtriebig. Im psychischen Befund fallen eine deutliche Beschleunigung des formalen Gedankenganges sowie eine Ideenflüchtigkeit auf. Es wird eine manische Episode diagnostiziert, aufgrund berichteter früherer depressiver und hypomaner Episoden in der Vergangenheit wird von einer Bipolaren Störung ausgegangen.

Die Behandlung erfolgt mit Valproat chrono, am ersten Tag 300 mg zur Nacht, am zweiten Tag mit einer Dosis von 300-0-300 mg, am dritten Tag von 300-0-600 mg. Zusätzlich wird das atypische Neuroleptikum Risperidon in einer Dosis von 2-0-2 mg verordnet. Hierunter zeigt sich bereits nach wenigen Tagen eine deutliche Linderung der Symptomatik. Eine Blutspiegelbestimmung ergibt einen Valproinsäurespiegel von 60 µg/ml, sodass die Dosis auf 450-0-600 mg gesteigert wird. Hierunter klingt das manische Bild weitgehend ab.

Mit dem Patienten wird besprochen, eine Phasenprophylaxe mit Valproinsäure in der Dosis von 450-0-600 mg mit einem angestrebten Wirkspiegel von 70 µg/ml sowie mit Risperidon 2 mg pro Tag durchzuführen. Diese Kombination wird von Herrn S. gut vertragen und erweist sich als wirksam, in den nächsten drei Jahren kommt es zu keiner weiteren manischen oder depressiven Episode.

Nebenwirkungen

Es ist schon länger bekannt, dass Valproinsäure teratogen wirken kann. Das konkrete Ausmaß ist aber deutlich größer, als in den letzten Jahren angenommen. Das BfArM (▶ Glossar) hat daher im Dezember 2014 einen Rote-Hand-Brief (▶ Link auf S. 147) herausgegeben, der diese Gefahren sehr explizit beschreibt. Der Kernsatz lautet:

> »Bei Kindern, die im Mutterleib Valproat ausgesetzt waren, besteht ein hohes Risiko für schwerwiegende Entwicklungsstörungen (in bis zu 30 bis 40 % der Fälle) und/oder angeborene Missbildungen (in ca. 10 % der Fälle).«

Die Rate an erheblichen Entwicklungsstörungen, die einen niedrigeren IQ, späteres Sprechen oder Laufen, geringere geistige Fähigkeiten, eine geringere Sprachkompetenz und Gedächtnisprobleme einschließt, ist mit 30 bis 40 % wirklich außerordentlich hoch. Auch die angegebene Rate an Missbildungen ist mit 10 % sehr hoch. Es sei auch eine Häufung der Diagnosen von Autismus und ADHS bei den im Mutterleib mit Valproinsäure exponierten Kindern beobachtet worden.

Valproinsäure darf Frauen im gebärfähigen Alter daher nur noch als Mittel der letzten Wahl und nach vorheriger schriftlicher Aufklärung gegeben werden.

Mein persönliches Fazit

Die teratogene Gefahr von Valproinsäure ist größer als allgemein angenommen. Eine verlässliche Verhütung ist aber gerade in manischen Phasen oft schwer zu gewährleisten. Daher darf Valproinsäure bei Frauen im gebärfähigen Alter nur noch als Reservemedikament, nur nach glasklarer und schriftlich dokumentierter Aufklärung und nur in Kombination mit einer verlässlichen Kontrazeption verordnet werden.

Für Männer ist Valproinsäure oft besser verträglich als Lithium. In der Therapie der manischen Episode ist es sicher und gut wirksam, seine sedierenden Effekte bei rascher (auch intravenöser) Aufdosierung sind zumeist willkommen. Ich selbst schätze seine phasenprophylaktische Wirkstärke zwar niedriger ein als die von Lithium, aber immer noch als mittelstark.

Weblinks

Rote-Hand-Brief Valproat (Dezember 2014): www.bfarm.de/SharedDocs/Downloads/DE/Arzneimittel/Pharmakovigilanz/Risikoinformationen/RI_rhb/2014/valproat-rhb.pdf?__blob=publicationFile&v=1

Musterformular Aufklärung Valproat für Frauen im gebärfähigen Alter (Dezember 2014): www.bfarm.de/SharedDocs/Downloads/DE/Arzneimittel/Pharmakovigilanz/Risikoinformationen/RI_rhb/2014/valproat-formular.pdf?__blob=publicationFile&v=1

S3-Leitlinie »Diagnostik und Therapie Bipolarer Störungen (Stand: Mai 2012): www.leitlinie-bipolar.de/wp-content/uploads/2012/09/S3_Leitlinie-Bipolar_V1_3.pdf

4.3.3 Carbamazepin

Carbamazepin

- ist ebenfalls ursprünglich ein Antiepileptikum, das hauptsächlich gegen fokale Epilepsien eingesetzt wird.
- ist in der Behandlung der akuten Manie und der Phasenprophylaxe im Rahmen einer Bipolaren Störung gut wirksam. Zugelassen ist es allerdings nur dann, wenn Lithium nicht einsetzbar ist oder bei schnellem Phasenwechsel.
- ist ein potenter Enzyminduktor der Cytochrom-P_{450}-Leberenzyme, vor allem von CYP3A4. Das bedeutet, dass bei gleichzeitiger Gabe von Carbamazepin der Blutspiegel anderer Medikamente, die von CYP3A4 abgebaut werden, absinkt.

Pharmakologie

Carbamazepin wird relativ langsam *resorbiert* (2–8 Stunden) und hat eine *Bioverfügbarkeit* von circa 80 %. Das metabolische Folgeprodukt Carbamazepin-10,11-epoxid weist ebenfalls antiepileptische Eigenschaften auf, wird jedoch auch als verantwortlich für die toxischen Effekte der Substanz angesehen. Die therapeutische Breite ist gering.

Carbamazepin wird in der Leber über das *Cytochrom-P_{450}-(CYP-) Enzymsystem*, vor allem *CYP 3A4* abgebaut, dessen Aktivität es auch induziert. Dies ist vor allem im Hinblick auf potenzielle Wechselwirkungen relevant. Gibt man Carbamazepin, wird die Menge an abbauenden CYP-Leberenzymen vom Körper also heraufgeregelt. Das führt dazu, dass andere Medikamente, die über das CYP-Enzymsystem abgebaut werden, deutlich schneller abgebaut werden können und einen niedrigeren, unter Umständen nicht mehr wirksamen Blutspiegel aufweisen.

Der *Wirkmechanismus* von Carbamazepin ist noch nicht vollständig geklärt. Es wird jedoch angenommen, dass es durch eine Blockade von Natriumkanälen in den Axonen der Nervenzellen wirkt.

Klinischer Einsatz

Carbamazepin ist ursprünglich ein Antiepileptikum, das vorwiegend gegen *fokale Epilepsien* eingesetzt wird und in dieser Indikation weiterhin das Mittel der ersten Wahl ist.

In der Psychiatrie hat es neben Lithium und Valproinsäure einen festen Platz in der *Phasenprophylaxe der Bipolaren Störung*. Darüber hinaus wird Carbamazepin zum Schutz vor *Krampfanfällen im Benzodiazepin- und Alkoholentzug* sowie zur Therapie der *Trigeminusneuralgie* verwendet.

Carbamazepin war früher in der Psychiatrie etwas häufiger vertreten, vor allem in der Behandlung der *akuten Manie* sowie zur *Phasenprophylaxe bei einer Bipolaren Störung*. Problematisch war immer die oben beschriebene Enzyminduktion, die beispielsweise

dazu führen kann, dass ein zugleich gegebenes Neuroleptikum so schnell abgebaut wird, dass es keine ausreichenden Blutspiegel mehr aufbauen kann. Diese Kombination und insbesondere die Nichtbeachtung dieser Wechselwirkung ist immer noch ein häufiger pharmakologischer Fehler, der nicht selten erklärt, warum eine bestimmte Medikamentenkombination nicht ausreichend wirksam ist.
In diesem Einsatzgebiet wird Carbamazepin daher zunehmend häufig von neueren, nebenwirkungsärmeren und weniger wechselwirkungsträchtigen Antiepileptika wie Lamotrigin verdrängt.
Es ist aber bei richtigem Einsatz und bedachter Dosierung aller gegebenen Substanzen, möglichst unter Kontrolle der Blutspiegel aller Medikamente, ein sehr wirksames Präparat in der Behandlung der Bipolaren Störung.
Zur *Krampfanfallprophylaxe*, etwa im Rahmen eines Alkoholentzugs, oder zur *Behandlung der Trigeminusneuralgie* wird es weiterhin häufig und erfolgreich gegeben.
Erwachsene erhalten zu Beginn typischerweise 2 × 200 mg Carbamazepin retard pro Tag, eine Erhöhung um 200 mg findet jeden zweiten bis dritten Tag statt.
Bei akuten manischen Zustandsbildern kann man etwas schneller steigern, es kommt dann aber eher zu vermehrten Nebenwirkungen wie Doppeltsehen, Schwindel und Übelkeit. Wenn diese Nebenwirkungen auftreten, sollte man die Dosis zunächst wieder reduzieren, einen Blutspiegel bestimmen und gegebenenfalls langsamer steigern.
Bei einer Dosis von etwa 800 bis 1 000 mg sollte man den Blutspiegel bestimmen. Danach steigert man nach klinischer Wirkung, Nebenwirkungen und Blutspiegel. Eine typische Zieldosis beträgt etwa 800 bis 1 600 mg, der therapeutische Spiegelbereich liegt bei 4 bis 12 mg/ml.

Dosierung

In der Regel fängt man mit 150–300 mg/Tag an und steigert die Dosis langsam, bis man einen Blutspiegel von 4–12 mg/l erreicht hat. Dies ist oft bei Dosierungen von 900–1 500 mg/Tag der Fall.

Carbamazepin und Kontrazeption

Die 25-jährige Frau S. leidet seit einiger Zeit unter einer Bipolaren Störung. Einige manische Phasen und noch häufigere depressive Phasen belasten sie sehr. Da sie gegenwärtig keinen Kinderwunsch hat, verhütet sie mit einem Östrogenpräparat.
Ihr Psychiater verordnet ihr Carbamazepin 600-0-600 mg und Olanzapin 0-0-10 mg. Er kontrolliert den Blutspiegel von Carbamazepin, dieser liegt mit 11 mg/ml im therapeutischen Bereich.
Nach drei Monaten wird Frau S. trotz zuverlässiger Einnahme aller Medikamente einschließlich der »Pille« zuerst wieder manisch, dann schwanger. Carbamazepin hatte die Blutspiegel des Olanzapins reduziert, was zur manischen Exazerbation beitrug, aber auch den Blutspiegel der »Pille« reduziert, sodass diese nicht mehr wirkte.
Da der Arzt Frau S. nicht über diese Wechselwirkung aufgeklärt hatte, verklagt sie ihn auf Unterhaltszahlungen.

Nebenwirkungen

Die häufigste »Nebenwirkung« ist die *Wechselwirkung mit anderen Medikamenten*, nämlich die Induktion abbauender Enzyme, die zu einem Abfall der Blutspiegel anderer Medikamente führen kann. Vor allem bei zu rascher Aufdosierung treten nicht selten *Schwindel, Doppeltsehen und Übelkeit* ein. Im Labor zeigt sich manchmal eine *Hyponatriämie.*

Mein persönliches Fazit

Wenn man die Induktion des Cytochrom-P_{450}-Enzymsystems durch Carbamazepin beachtet, ist es ein relativ gut verträgliches und oftmals ausreichend gut wirksames Phasenprophylaktikum. Als Antimanikum ist es meistens weniger stark wirksam als Lithium oder Valproinsäure, aber oft besser verträglich.

4.3.4 Lamotrigin

> **Lamotrigin**
> - ist ein in der Regel gut verträgliches Antiepileptikum.
> - wird zunehmend häufig auch in der Phasenprophylaxe Bipolarer Störungen eingesetzt.
> - muss langsam aufdosiert werden, da es sonst nicht selten zu teilweise problematischen Hautveränderungen führen kann.

Geschichte

Lamotrigin ist ein seit 1993 zugelassenes Antiepileptikum. Neben der Therapie von Epilepsien wird es auch bei affektiven Störungen eingesetzt. Entwickelt und erstvertrieben wurde Lamotrigin unter dem Namen Lamictal® von GlaxoSmithKline. Seit Juni 2005 ist es als Generikum erhältlich.

Pharmakologie

Lamotrigin *blockiert Natrium- und spannungsabhängige Calciumkanäle der Nervenzellen* und verhindert die Freisetzung der erregenden Neurotransmitter Aspartat und Glutamat. So können sich Reize nur noch vermindert von einer Nervenzelle zu einer anderen ausbreiten.

Klinischer Einsatz

In der *Epilepsiebehandlung* führt es bei 40 bis 60 % der Patienten zur Anfallsfreiheit. Darüber hinaus wird es vor allem zur *Prophylaxe von rezidivierenden Depressionen* und von *depressiven Zuständen*

bei einer Bipolaren Störung eingesetzt. Dieser Effekt ist auch in kontrollierten Studien gut belegt. Bei der Behandlung von Manien zeigt es dagegen eher geringe Effekte. Zudem wurde in einer Studie von Schlaganfallpatienten bei 30 % der Beteiligten eine Minderung der Schmerzen beobachtet. Ebenfalls erfolgreich wird es in der Behandlung von *Polyneuropathien* eingesetzt.
Lamotrigin verursacht in der Regel keine Müdigkeit, keine Gewichtszunahme und keinen Tremor.

Dosierung

- *während der ersten zwei Wochen:* 25 mg/Tag
- *zweite bis vierte Woche:* 50 mg/Tag
- *jede weitere Woche:* Dosissteigerung um 25–50 mg bis zum Erreichen der Zieldosis von etwa 200 mg/Tag

Nebenwirkungen

Die Dosierung von Lamotrigin darf nicht schneller als oben angegeben gesteigert werden, da sonst häufig Hautveränderungen auftreten. Teilweise handelt es sich dabei nur um ein kleinfleckiges Exanthem, das nach einer Halbierung der Dosis wieder abklingt und bei langsamer Wiederaufdosierung nicht wiederkommt. Es kann aber auch zu gefährlicheren Nebenwirkungen wie einer *exfoliativen Dermatitis* (Stevens-Johnson-Syndrom) kommen.

Mein persönliches Fazit

Da die korrekte Aufdosierung mindestens acht Wochen dauert, eignet sich Lamotrigin nicht als Antimanikum, sondern lediglich zur geplanten Phasenprophylaxe. Ich halte es für erforderlich, bei jedem einzelnen Patienten, bei dem Lamotrigin mit dieser Absicht eingesetzt wird, über mehrere Monate bis Jahre einen Episodenkalender zu führen, um genau zu prüfen, ob es Krankheitsphasen wirksam verhindert oder abschwächt.

5 Anxiolytika

Benzodiazepine wirken direkt gegen die Angst. Sie heißen daher Anxiolytika, also *Angstlöser.* Zur Sedierung soll man sie nur in bestimmten Akutsituationen verwenden.
Es ist immer wieder eindrucksvoll zu erleben, wie ein Patient, der z. B. aus psychotischen Gründen unter extremer Angst leidet, der schwitzt, rastlos umhergeht, angespannt ist und mit Worten kaum zu beruhigen ist, 2,5 mg Lorazepam einnimmt und daraufhin nach etwa 20 Minuten drastisch ruhiger wird und seine Angst extrem abnimmt. Dabei handelt es sich nicht einfach um eine Sedierung. Die Benzodiazepine bewirken tatsächlich, dass die Angst an sich nachlässt. Im Fall von Lorazepam oft ohne wesentliche Sedierung. Und die ist oft auch weder nötig noch erwünscht.
In höherer Dosis bewirken Benzodiazepine auch eine Sedierung. Es ist aber wichtig, sich die Absicht einer Medikation in jedem Falle genau klar zu machen:

- Wenn zeitweise eine Reduktion der Angst gewünscht ist, sind Benzodiazepine die richtige Medikation.
- Wenn lediglich eine Sedierung gewünscht ist, sollte man auch lediglich Sedativa geben. Diese bewirken keine Abhängigkeit und tragen kaum das Risiko in sich, zu lange eingenommen zu werden. Im klinischen Alltag werden viel zu oft Benzodiazepine mit dem Ziel der Sedierung gegeben. Das ist nicht gut.

5.1 Neuroleptanxiolyse

Niederpotente Neuroleptika wirken hauptsächlich sedierend, können bei längerfristiger Gabe aber auch milde anxiolytische Eigenschaften haben. Ihre Wirkung wird von manchen als unangenehmer im Vergleich zu der von Benzodiazepinen empfunden. Da sie nicht abhängig machen, sind sie immer dann gegenüber den Benzodiazepinen zu bevorzugen, wenn abzusehen ist, dass die Notwendigkeit einer Medikation länger bestehen bleiben wird.

5.2 Benzodiazepine

Benzodiazepine

- lindern schnell die Angst.
- wirken beruhigend und schlafanstoßend.
- machen abhängig, wenn man sie zu lange einnimmt.
- sollten möglichst nur begleitend zu einer ursächlichen Therapie der vorhandenen psychiatrischen Erkrankung (Angststörung, Depression usw.) gegeben werden.
- sollten in der Regel für höchstens vier bis sechs Wochen verordnet werden.

Benzodiazepine werden weltweit sehr häufig von Ärzten verschrieben. Sie *lindern schnell und zuverlässig Ängste.* Der ergänzende Einsatz von Benzodiazepinen bei einem ausgeprägt ängstlichen Zustand etwa im Rahmen einer akuten Psychose führt zu einer deutlich schnelleren Genesung und einer deutlichen Linderung der Not. Benzodiazepine haben aber den Nachteil, dass schon nach vier Wochen der Einnahme eine *Abhängigkeit* entstehen kann. Benzodiazepine werden von Drogenabhängigen konsumiert und auf dem Schwarzmarkt gehandelt.

5.2.1 Äquivalenzdosierungen

Ich komme bei meinen Behandlungen mit den Benzodiazepinen Lorazepam und Diazepam aus. Manchmal verschreibe ich ein Benzodiazepin-ähnliches Schlafmittel (Zolpidem oder Zopiclon). Mehr halte ich nicht für erforderlich.

Wenn ich einen Patienten nur vorübergehend behandele und an seiner Benzodiazepin-Medikation nichts ändern möchte, dann setze ich natürlich auch die Behandlung mit anderen Benzodiazepinen fort, rechne ihre Dosis aber zu meiner Orientierung in die *Diazepam-Äquivalenzdosis* um.

Es ist sinnvoll, sich auf einige wenige Medikamente zu konzentrieren, und die wirklich zu kennen. Es ist nicht zweckmäßig, mit einer Vielzahl von Benzodiazepinen zu jonglieren, die sich nicht wesentlich unterscheiden. Daher ist es zu Beginn einer Behandlung manchmal sinnvoll, ein Benzodiazepin, das jemand anderes verschrieben hat, umzustellen auf eines, mit dem man selbst immer arbeitet. Insbesondere in den Entzugsbehandlungen hat es sich bewährt, von den 20 verschiedenen Sorten, mit denen unterschiedliche Patienten kommen, auf eine Sorte umzusteigen, in der Regel Diazepam. Wenn man es als Tropfen gibt, kann man auch im niedrigen Dosisbereich gut in kleinen Schritten reduzieren, bevor man es ganz absetzt.

Die Benzodiazepine unterscheiden sich in der *Wirkstärke pro Milligramm* und in der *Halbwertszeit*. Die Halbwertszeit von Lorazepam beträgt etwa zehn Stunden, die klinische Wirkung hält in der Regel etwa sechs Stunden an. Diazepam hat eine wesentlich längere Halbwertszeit von 24 bis 48 Stunden, einige aktive Metaboliten haben eine Halbwertszeit von bis zu 100 Stunden, weshalb es nach mehrtägiger Gabe oft kumuliert.

Mithilfe von Tabelle 5-1 kann die Dosis von klinisch relevanten Benzodiazepinen in eine Diazepam-Äquivalenzdosis umgerechnet und so auf Diazepam umgestellt werden.

Tab. 5-1 Umrechnung der Dosierung verschiedener Benzodiazepine in Diazepam-Äquivalenzdosen (modifiziert aus www.benzo.org.uk/german/bzcha01.htm)

Wirkstoff	Präparat (Beispiele)	10 mg Diazepam entsprechen	Halbwertszeit (Stunden)
Alprazolam	Tafil®	0,5 mg	6–12
Bromazepam	Lexotanil®	5–6 mg	10–20
Clobazam	Frisium®	20 mg	12–60
Clonazepam	Rivotril®	0,5 mg	18–50
Clorazepat	Tranxilium®	15 mg	36–200
Diazepam	Valium®	10 mg	20–100
Flunitrazepam	Rohypnol®	1 mg	18–26
Lorazepam	Tavor®	1 mg	10–20
Oxazepam	Adumbran®	20 mg	4–15
Temazepam	Remestan®	20 mg	8–22

Ein Patient nimmt pro Tag 4 mg Lorazepam. Laut Tabelle 5-1 entsprechen 10 mg Diazepam 1 mg Lorazepam. Also entsprechen 4 mg Lorazepam 40 mg Diazepam. Das ist dann die Ausgangsdosis, von der aus man langsam reduzieren kann. Dabei ist zu beachten, dass die Werte der Tabelle keine objektiven »Naturkonstanten« sind, sondern durch klinischen Vergleich ermittelt worden sind. Lorazepam wird z. B. manchmal auch mit einer Vergleichsdosis von 2 mg Lorazepam = 10 mg Diazepam angegeben, Oxazepam wird von manchen mit einer Vergleichsdosis von 40 mg Oxazepam = 10 mg Diazepam angegeben.

Beim Reduzieren muss man beachten: Wenn Benzodiazepine über lange Zeit eingenommen worden sind, ist es sinnvoll, langsam zu reduzieren. Alles andere geht mit einer großen Gefahr eines Rückfalls einher. Nach fünf Jahren Abhängigkeit kann eine Reduktion über drei Monate oder sogar länger angemessen sein. Diese Behandlung sollte dann zumindest teilweise ambulant durchgeführt werden.

5.2.2 Nebenwirkungen

Das größte Problem bei den Benzodiazepinen ist ihr *Abhängigkeitspotenzial*. Beim Absetzen nach einer zu langen Verordnung drohen Entzugsbeschwerden. Die psychische Abhängigkeit, die gerade Angstpatienten bei Behandlung mit Benzodiazepinen rasch entwickeln, kann sehr ausgeprägt sein.
Weitere Nebenwirkungen sind unter anderem die *erhebliche Sedierung*, die insbesondere in Kombination mit anderen Sedativa, aber auch mit Alkohol zu unerwartet ausgeprägten Beeinträchtigungen führen kann. Aus diesem Grund ist bei Verordnung eines Benzodiazepins grundsätzlich die Frage zu klären, ob der Patient in dieser Behandlungsphase Auto fahren kann.

5.2.3 Wirkstoffe

Diazepam

Diazepam

- ist seit 1963 verfügbar und steht auf der Liste der unverzichtbaren Medikamente der WHO.
- erhöht die GABA-Wirkung durch eine Sensibilisierung des GABA-Rezeptors.
- wirkt angstlindernd, antiepileptisch, muskelentspannend und sedierend.
- sollte nur zugleich mit einer ursächlichen Therapie verordnet werden.
- sollte in aller Regel nicht länger als vier bis sechs Wochen verordnet werden.

Geschichte

Diazepam wurde von Leo Sternbach entwickelt und erstmals 1963 von der Firma Hoffmann-La Roche unter dem Präparatenamen Valium® auf den Markt gebracht. Nach Chlordiazepoxid (Librium®) 1960 war es das zweite Benzodiazepin. In Deutschland war Diazepam noch 2005 das am häufigsten verordnete Benzodiazepin. Diazepam wurde von der Weltgesundheitsorganisation (WHO) in die Liste der unentbehrlichen Medikamente aufgenommen (www.who.int/selection_medicines/committees/expert/20/EML_2015_FINAL_amended_AUG2015.pdf?ua=1; Stand: April 2015), welche zum Ziel hat, allen Menschen weltweit Zugang zu den notwendigsten Arzneimitteln zu sichern.

Pharmakologie

Diazepam wirkt als *Modulator des GABA-A-Rezeptors* und verstärkt die inhibitorische Wirkung des Neurotransmitters Gamma-Aminobuttersäure (GABA). Dabei bindet Diazepam als Agonist an die Benzodiazepinbindungsstelle dieses Rezeptors und bewirkt so eine Konformationsänderung; diese erhöht die Rezeptorempfindlichkeit gegenüber GABA.
Es hat eine *lange Halbwertszeit* von 24 bis 48 Stunden und zeigt einen raschen Wirkungseintritt, hat aber wegen der schnellen Umverteilung aus dem Gehirn nur eine *kurze Wirkdauer* (i. v. »Bolus« Diazepam nur 10 bis 20 Minuten). Auch seine Abbauprodukte sind pharmakologisch aktiv mit einer Halbwertszeit von 50 bis 80 Stunden. Der Abbau von Diazepam ist altersabhängig. Die Halbwertszeit beträgt bei Erwachsenen mittleren Alters etwa 30 Stunden, während sie bei 60- bis 90-Jährigen um die 81 Stunden liegt.

Klinischer Einsatz

Diazepam wirkt *angstlösend*, *antiepileptisch*, *muskelentspannend* und *sedierend*. In der Psychiatrie wird es ganz überwiegend bei *krankheitsbedingten Angstzuständen* sowie zur symptomatischen

Behandlung von *akuten Anspannungs- und Erregungszuständen* verordnet.

In der Behandlung einer *Angststörung* oder *einer mit Angst einhergehenden Psychose* kann es eine zügige Linderung der Symptomatik bewirken. Dies hilft, die Zeit zu überbrücken, bis die ursächliche Behandlung wirkt.

Die Dosierung ist abhängig von der Ausprägung der Angst. Eine hohe Dosis sind 40 mg pro Tag, höhere Dosierungen führen nur noch zu einem unwesentlich größeren Effekt.

Dosierung

- *Einmalgabe:* 5–10 mg
- *niedrige Dosis:* 5-0-5-0 mg
- *mittlere Dosis:* 5-5-5-5 mg
- *hohe Dosis:* 10-10-10-10 mg
- *zugelassene Tageshöchstdosis:* 60 mg
- *Verordnung:* nach Möglichkeit nicht länger als sechs Wochen

Nebenwirkungen

Wegen der Gefahr einer *Abhängigkeitsentwicklung* sollte die Behandlungsdauer so kurz wie möglich sein, möglichst nicht länger als vier bis sechs Wochen. Diazepam sollte bei Patienten mit Alkohol-, Arzneimittel- oder Drogenabhängigkeit in der Vorgeschichte nur mit äußerster Vorsicht verwendet werden.

Mein persönliches Fazit

Diazepam ist so etwas wie das »Brot-und-Butter«-Anxiolytikum der Psychiater. Dabei führt seine lange Halbwertszeit nach etwa fünf Tagen zu einer deutlichen Kumulation, die vor allem bei älteren Patienten sehr problematisch werden kann. Ich verwende es zum langsamen Entzug und manchmal in Akutsituationen intravenös. In den meisten anderen Fällen ist Lorazepam aufgrund seiner kürzeren Halbwertszeit besser steuerbar.

Lorazepam

> **Lorazepam**
>
> - wird schnell und vollständig resorbiert.
> - wirkt schnell und stark angstlösend, sedierend und schlafanstoßend.
> - ist ein bewährtes Medikament bei ängstlichen Erregungszuständen, etwa im Rahmen einer akuten Psychose.
> - hat aufgrund seiner starken und schnellen Wirkung ein besonders hohes Abhängigkeitspotenzial.
> - sollte – wie alle Benzodiazepine – nur in Kombination mit einem ursächlich wirksamen Medikament und in der Regel nicht länger als vier bis sechs Wochen verabreicht werden.

Geschichte

Lorazepam wurde 1963 von American Home Products (heutiger Name: Wyeth) patentiert und ist unter dem Markennamen Tavor® und als Generikum im Handel.
2007 wurden in Deutschland etwa 900 000 Packungen Tavor® verordnet. Es stand damals auf Platz 2 der meist verordneten Psychopharmaka.

Pharmakologie

Lorazepam wird vom Körper unabhängig von der Art der Applikation (oral, sublingual, intravenös, intramuskulär) schnell und fast vollständig aufgenommen. Die durchschnittlichen *Resorptionshalbwertszeiten* liegen zwischen 10 und 40 Minuten bei oraler bzw. 12 und 40 Minuten nach intramuskulärer Gabe. Nach in-

travenösen Injektionen tritt die Wirkung bereits nach ein bis zwei Minuten ein.
In der Psychiatrie wird Lorazepam oft als Schmelztablette gegeben (Tavor® Expidet®). Diese löst sich innerhalb von wenigen Sekunden, nachdem der Patient sie auf oder unter die Zunge gelegt hat, auf. Typischerweise beobachtet man einen *raschen Wirkeintritt*, was zu dem Gedanken verleitet, Lorazepam würde bei Gabe als Schmelztablette bereits über die Mundschleimhaut resorbiert, was aber nicht stimmt. Der Wirkstoff löst sich tatsächlich im Speichel, wird geschluckt und erst im Magen resorbiert. Dennoch ist diese Art der Gabe sicher, kontrollierbar und schnell wirksam.
Die *Wirkungsdauer* hängt von der Dosierung sowie vom Mageninhalt ab und liegt normalerweise bei vier bis neun Stunden. Die *Halbwertszeit* von Lorazepam bei Patienten mit normaler Leberfunktion beträgt zwischen 11 und 18 Stunden. Deshalb sind oft zwei bis vier Tagesdosen nötig.
Lorazepam wird von der Leber ohne aktive Metaboliten (▶ Glossar) und ohne relevante Wechselwirkungen bezüglich des Abbaus anderer Medikamente eliminiert. Es gilt diesbezüglich als weitaus sicherer und überschaubarer als Diazepam, das teilweise sehr lang wirksame Metaboliten hat. Seine *Pharmakokinetik* (▶ Glossar) ist daher auch weitgehend altersunabhängig.

Klinischer Einsatz

Lorazepam hat in der Psychiatrie ein großes Anwendungsgebiet. Es wirkt schnell und stark *angstlösend*, *sedierend*, *antiepileptisch* und *schlafanstoßend*. Es kann bei *Erregungszuständen* in einer Dosis von 2,5 mg sublingual gegeben oft zu einer raschen und sicheren Beruhigung führen.
Tagesdosierungen von 2 × 0,5 bis 4 × 0,5 mg sind üblich. Eine sehr hohe Tagesdosis, die man bei einer akuten Psychose mit ausgesprochener Angst und Unruhe verordnen würde, liegt bei etwa 4 × 1 mg.

Dosierung

- *Einmalgabe:* 0,5–1 mg; im Notfall 2,5 mg
- *niedrige Dosis:* 0,5-0-0,5-0 mg
- *mittlere Dosis:* 0,5-0,5-0,5-0,5 mg
- *hohe Dosis:* 1-1-1-1 mg
- *zugelassene Tageshöchstdosis:* 7 mg
- *Verordnung:* nach Möglichkeit nicht länger als sechs Wochen

Nebenwirkungen

Lorazepam hat ein *hohes Abhängigkeitspotenzial.* Daher soll man es – wie jedes andere Benzodiazepin auch – nur in Kombination mit einem ursächlich wirksamen Medikament verordnen und in der Regel die Behandlungszeit auf vier bis sechs Wochen begrenzen. Lorazepam wird ebenso wie Diazepam und Clonazepam nicht selten von Drogensüchtigen auf dem Schwarzmarkt gehandelt.

Mein persönliches Fazit

Lorazepam ist aufgrund seiner mittleren Halbwertszeit gut steuerbar, kumuliert nicht und hat einen einfachen Metabolismus, sodass praktisch keine Wechselwirkungen zu beachten sind. Bei vielen psychiatrischen Erkrankungen – z. B. der akuten Psychose – sind in den ersten Behandlungstagen oft recht hohe Benzodiazepindosierungen sinnvoll, die dann aber auch innerhalb weniger Tage wieder reduziert und bald ganz abgesetzt werden können. Diese zügigen Dosisänderungen gelingen am besten mit Lorazepam.

6 Schlafmittel

Schlafmittel sind *Benzodiazepine*, *Substanzen mit benzodiazepinähnlicher Wirkung* und eine Reihe von *chemisch unterschiedlichen Sedativa*, die in der Absicht gegeben werden, Schlaf zu bewirken. Bei den häufig verordneten Schlafmitteln steht die Wirkung auf Ein- und Durchschlafstörungen im Vordergrund.

Eskalationsplan Schlafstörungen

1. Schlafhygiene
2. Baldrian- oder Hopfenpräparate
3. Doxylamin
4. Promethazin
5. Z-Substanzen
6. Benzodiazepine
7. Barbiturate, Bromide und andere »Fossilien«

Rezeptfreie Schlafmittel gibt es reichlich, oft basierend auf Baldrian oder Hopfenextrakten. Ich halte diese Substanzen für wirksam.

Die nächste Eskalationsstufe ist ein *Antihistaminikum*, z. B. Doxylamin, oder ein *niederpotentes Neuroleptikum* wie Promethazin (▶ Kap. 3.4.1), das im vorangegangenen Kapitel beschrieben wurde. Danach kommen die in den nächsten beiden Abschnitten genauer dargestellten *Z Substanzen*, dann die *Benzodiazepine*, zuletzt einige weitere Substanzen wie die *Barbiturate*, die aber niemand mehr ernsthaft verschreiben möchte.

6.1 Doxylamin

Doxylamin

- ist ein Antihistaminikum mit zusätzlichen anticholinergen Eigenschaften.
- ist ein häufig zu findender Wirkstoff rezeptfreier Schlafmittel.
- macht nicht abhängig.
- kann mit anderen Sedativa, insbesondere aber mit MAO-Hemmern, problematische Wechselwirkungen verursachen.

Pharmakologie

Doxylamin ist ein H_1-Rezeptor-Antagonist. Durch Hemmung der Entzündungsmediator-Funktion des Histamins wirkt Doxylamin als Antiallergikum. Im Zentralnervensystem wirkt Doxylamin darüber hinaus sedierend und antiemetisch. Es hat auch ausgeprägte anticholinerge Wirkungen.

Klinischer Einsatz

Doxylamin wird wie viele Antihistaminika sowohl als *Schlafmittel* als auch als *Antiallergikum* eingesetzt. Darüber hinaus wird Doxylamin gegen Schwangerschaftsübelkeit verabreicht, da es keine Hinweise auf eine teratogene Wirkung gibt.

Dosierung

- *zur Nacht:* 25–50 mg

Nebenwirkungen

Doxylamin kann zusammen mit anderen Sedativa einen *überadditiven Effekt* haben. Die Kombination mit *MAO-Hemmern* ist kontraindiziert. Es kann zu anticholinergen Nebenwirkungen wie Mundtrockenheit oder Akkommodationsstörungen kommen.

Mein persönliches Fazit

In der ambulanten Verschreibungspraxis und im stationären Alltag wird auf die Klage »Schlafstörung« oft reflexartig eine Z-Substanz oder ein Benzodiazepin verordnet. Dabei ist ein Therapieversuch mit einer nicht abhängigkeitserzeugenden Substanz in vielen Fällen erfolgreich. Ich verordne es bei Einschlafstörungen und kläre die Patienten zusätzlich über eine gute Schlafhygiene auf.

6.2 Die Z-Substanzen

Mit **Zolpidem** und **Zopiclon** kamen Anfang der 1990er Jahre zwei Substanzen auf den Markt, die als »nahezu ideale Schlafmittel« beworben wurden. Es wurde behauptet, dass sie in niedriger Dosis die Schlafarchitektur nicht stören (Benzodiazepine verändern die Schlafphasen und den REM-Schlaf), dass sie nicht abhängig machen und dass sie gut verträglich sind.

Pharmakologisch sind die »Z-Substanzen« Modulatoren am gleichen GABA-Rezeptor, an dem auch die Benzodiazepine wirken.

Inzwischen herrscht weitgehender Konsens, dass Wirkungen, Nebenwirkungen und Abhängigkeitspotenzial der Z-Substanzen im Wesentlichen denen der Benzodiazepine entsprechen, wenngleich milder ausgeprägt.

6.2.1 Zolpidem

Zolpidem

- ist ein Modulator am GABA-Rezeptor, an dem auch die Benzodiazepine wirken.
- hat mit zwei bis drei Stunden eine eher kurze Halbwertszeit, sodass es gut gegen Einschlafstörungen verwendet werden kann.

Zolpidem (z. B. Stilnox®) gehört zu den in Europa und Nordamerika am häufigsten verordneten Schlafmitteln.

Pharmakologie

Zolpidem wirkt am gleichen inhibierenden *GABA-Rezeptor* wie die Benzodiazepine, ist jedoch chemisch kein Benzodiazepin. Für die Wirkung und Nebenwirkungen dieser Substanz spielt das aber keine Rolle. In niedriger Dosis wirkt es etwas schwächer am GABA-Rezeptor als ein höher dosiertes Benzodiazepin.
Die *Halbwertszeit* beträgt zwei bis drei Stunden, ist also relativ kurz.

Klinischer Einsatz

Zolpidem eignet sich gut für *Einschlafstörungen*, etwas weniger gut auch für Durchschlafstörungen.
Männer und Frauen unterscheiden sich in Bezug auf ihre Fähigkeit, Zolpidem zu metabolisieren (► FDA Safety Information Zolpidem, Link auf S. 167).

Dosierung

- *Männer:* 10 mg zur Nacht
- *Frauen:* 5 mg zur Nacht

Nebenwirkungen

Schlafmittel werden in ihren Nebenwirkungen chronisch unterschätzt. Oft werden sie als vergleichsweise harmlos eingeschätzt. Das stimmt nicht. Obwohl immer wieder angegeben wird, dass das Abhängigkeitspotenzial von Zolpidem niedriger sei als das der Benzodiazepine, gelten hier die gleichen Bedenken: Eine längere Gabe von Zolpidem kann sehr wohl zur *Abhängigkeit* führen. Die Substanz sollte daher nur bei einem nachvollziehbaren Grund gegeben werden und in der Regel nicht länger als vier bis sechs Wochen verschrieben werden. Dauerverschreibungen sind im Normalfall nicht sinnvoll. Das Absetzen nach längerer Verordnung kann zu *Entzugsbeschwerden* über längere Zeit führen, etwa zu Schlaflosigkeit, Angstzuständen und Unruhe.

Alle Schlafmittel können morgens noch eine Nachwirkung, einen *Overhang*, haben und trotz des subjektiven Gefühls völliger Wachheit Beeinträchtigungen verursachen, etwa beim Autofahren.

Mein persönliches Fazit

Zolpidem wird gut vertragen und hilft wirksam gegen Einschlafstörungen. Eine kurzzeitige Verordnung kann in bestimmten Situationen absolut sinnvoll sein. Eine dauerhafte Verschreibung birgt allerdings die Gefahr einer Abhängigkeitsentwicklung in sich und sollte vermieden werden.

Weblink

FDA Safety Information Zolpidem (Stand: Mai 2013): www.fda.gov/Drugs/DrugSafety/ucm352085.htm

6.2.2 Zopiclon

Zopiclon

- ist ebenso wie Zolpidem ein Modulator am GABA-Rezeptor.
- hat mit vier bis sechs Stunden eine längere Halbwertszeit.
- wird in der Regel mit 7,5 mg zur Nacht dosiert.
- kann typischerweise eine metallisch-bitteren Geschmack verursachen.

Pharmakologie

Zopiclon (z. B. Ximovan®) gehört genau wie Zolpidem nicht zu den Benzodiazepinen, wirkt aber am gleichen *GABA-Rezeptor* und zeigt daher das gleiche Wirkungs- und Nebenwirkungsprofil. Es hat eine *Halbwertszeit* von vier bis sechs Stunden, im Senium und bei reduzierter Metabolisierungsgeschwindigkeit auch von acht Stunden.

Klinischer Einsatz

Zopiclon wird gegen *Ein- und Durchschlafstörungen* verordnet.

Dosierung

- *Standarddosis zur Nacht:* 7,5 mg
- *empfohlener Einnahmezeitpunkt:* eine halbe Stunde vor dem gewünschten Einschlafzeitpunkt, da Zopiclon rasch aus dem Dünndarm resorbiert wird

Nebenwirkungen

Typisch für Zopiclon ist ein metallisch-bitterer Geschmack, der in einigen Fällen nach längerer Anwendung abnehmen soll.
Zopiclon zeigt dieselben Nebenwirkungen wie die Benzodiazepine. Dies sind insbesondere die Gefahren der *Toleranzentwicklung* und

der *Abhängigkeit*. Bereits nach wenigen Wochen kann die Beendigung der Medikation zu Absetzschlaflosigkeit, Angst, Unruhe und Getriebenheit führen.

Mein persönliches Fazit

Zopiclon ist aufgrund seiner längeren Halbwertszeit gut gegen Ein- und Durchschlafstörungen wirksam und wird ebenso wie Zolpidem zumeist sehr gut vertragen. Auch hier sollte man eine Verordnungsdauer von vier bis sechs Wochen in der Regel nicht überschreiten.

7 ADHS-Therapeutika

Die Grundlage der Behandlung der *Aufmerksamkeitsdefizit-/Hyperaktivitätsstörung (ADHS)* besteht in einer ausführlichen Aufklärung von Patient und Umfeld über die spezifischen Symptome sowie in einer verhaltenstherapeutisch orientierten umfassenden Verhaltensmodifikation.
Eine medikamentöse Behandlung sollte den zweifelsfrei diagnostizierten und bereits verhaltenstherapeutisch behandelten Patienten vorbehalten bleiben, die ohne das Medikament nicht ausreichend profitieren und bei denen sich unter der Medikation der Befund objektiv gesehen bessert. Die Behandlung sollte in den Händen eines mit der Behandlung der ADHS erfahrenen Arztes liegen.
Medikamentöse Optionen zur Behandlung der ADHS sind **Atomoxetin** und **Methylphenidat**, die inzwischen auch bei Erwachsenen zugelassen sind.

7.1 Atomoxetin

Atomoxetin

- ist ein selektiver Noradrenalin-Wiederaufnahmehemmer.
- unterliegt nicht dem Betäubungsmittelgesetz und kann wie jedes Antidepressivum auf einem ganz normalen Rezept verordnet werden.
- hat keine Ähnlichkeit mit Amphetaminen.
- kann, wie bei vielen Antidepressiva diskutiert, vor allem bei Kindern möglicherweise suizidale Gedanken verstärken.

Geschichte

Atomoxetin ähnelt chemisch dem Fluoxetin, ist aber anders als dies kein Serotonin-Wiederaufnahmehemmer, sondern ein selektiver Noradrenalin-Wiederaufnahmehemmer. Dieses Therapieprinzip hat sich in der Behandlung von Depressionen als nicht wirksam erwiesen. Es ist aber seit 2005 in Deutschland zugelassen zur Behandlung der Aufmerksamkeitsdefizit-/Hyperaktivitätsstörung (ADHS). Der Präparatename ist Strattera®. Atomoxetin unterliegt im Gegensatz zu Methylphenidat nicht dem Betäubungsmittelgesetz. Es hat kein Abhängigkeitspotenzial.

Pharmakologie

Atomoxetin ist ein selektiver Noradrenalin-Wiederaufnahmehemmer ohne wesentliche Wirkung auf die Serotonin-Wiederaufnahmehemmung.

Klinischer Einsatz

Atomoxetin wird in Deutschland zur *Behandlung der ADHS bei Kindern, Jugendlichen und Erwachsenen* eingesetzt. Viele setzen es vor einem Therapieversuch mit Methylphenidat ein, da es langfristig weniger Nebenwirkungen verursacht als das amphetaminähnliche Methylphenidat. Wirkt Atomoxetin, kann man dabei bleiben. Wirkt es nicht, ist ein Wechsel auf Methylphenidat zu erwägen.

Dosierung

- *Kinder und Jugendliche bis 70 kg Körpergewicht:*
  - Anfangsdosis während der ersten Woche: 0,5 mg/kg Körpergewicht
  - Dauerbehandlung ab der zweiten Woche: Bis zu 1,2 mg/kg Körpergewicht
- *Erwachsene und Jugendliche ab 70 kg Körpergewicht:*
  - Anfangsdosis während der ersten Woche: 40 mg/Tag
  - Dauerbehandlung ab der zweiten Woche: je nach Wirksamkeit und Verträglichkeit bis zu 80 mg/Tag

Nebenwirkungen

Im Dezember 2011 verschickte der Hersteller Eli Lilly einen Rote-Hand-Brief (► Link unten) mit der Überschrift: »Wichtige sicherheitsrelevante Information zu Strattera® und des *Risikos eines Blutdruck- und Herzfrequenzanstiegs*«.

Mein persönliches Fazit

Atomoxetin ist sicherlich weitaus weniger problematisch als Methylphenidat, weswegen ich es für das Therapeutikum der ersten Wahl bei ADHS halte. Bei Erfolglosigkeit kann dann über einen Wechsel nachgedacht werden.

Weblinks

Rote-Hand-Brief Atomoxetin (Stand: Dezember 2011): www.akdae.de/Arzneimittelsicherheit/RHB/Archiv/2011/20111207.pdf

Webportal Strattera: www.strattera.de

7.2 Methylphenidat

Methylphenidat

- gehört zu den amphetaminähnlichen Substanzen und hat wie diese eine anregende Wirkung. Es unterdrückt Hunger und Müdigkeit.
- kann in der Therapie der richtig diagnostizierten ADHS bei Kindern und Jugendlichen unter fachärztlicher Aufsicht eine wirksame Behandlung sein.
- führt oft zu einer eindrucksvollen Verbesserung der Aufmerksamkeit, Konzentrationsfähigkeit und zu einer Verhaltensnormalisierung des betroffenen Kindes.

- kann auch bei Erwachsenen eingesetzt werden, die als Kind eine ADHS hatten und immer noch unter ausgeprägten Symptomen leiden.

Methylphenidat ist wahrscheinlich das umstrittenste Psychopharmakon. Das verwundert nicht, denn es gehört pharmakologisch zur Gruppe der amphetaminähnlichen Substanzen, und es wird Kindern und Jugendlichen verordnet. Dieser Gedanke muss einem zunächst einmal die Nackenhaare aufstellen. Ausgerechnet das noch in Entwicklung befindliche kindliche Gehirn mit einer Droge zu behandeln, nur weil das Kind »etwas zappelig« ist, das kann doch nicht richtig sein; das muss doch Langzeitschäden verursachen.
Auf der anderen Seite beschreiben Betroffene und deren Eltern in vielen Fällen, dass das ADHS-kranke Kind vor der Medikation, trotz aller Psychotherapie, Beratung der Eltern und des Kindergartens/der Schule, Selbstmanagementkursen und alternativer Ernährung keine drei Minuten bei einem Thema bleiben konnte, ständig durch die Gegend lief und nicht ruhig auf einem Stuhl sitzen konnte. In der Schule hätte es keinen Anschluss an Gleichaltrige gefunden. Mit der Medikation sei das Kind dann plötzlich in der Lage gewesen, sich über eine längere Zeit zu konzentrieren, habe ganz normal am Unterricht teilnehmen können und sei im Verhalten wieder so geworden, dass es nicht wie unter Strom stehend, sondern eben wieder gesund gewirkt habe.
Methylphenidat wird nun schon seit langer Zeit verordnet. Es ist nicht beobachtet worden, dass Kinder, die in ihrer Grundschulzeit Methylphenidat verordnet bekamen, später häufiger eine Amphetaminabhängigkeit entwickelt hätten. Es ist auch nicht bekannt, dass mit Methylphenidat behandelte Kinder später in ihrem Leben mit einer erhöhten Wahrscheinlichkeit irgendeine andere Abhängigkeit entwickelten.

Umgekehrt ist es schon so, dass Amphetaminabhängige nicht selten zu einem oder mehreren Psychiatern gehen und über genau die Symptome einer ADHS-Erkrankung klagen, die in der Wikipedia stehen, in der oft erfolgreichen Absicht, Methylphenidat rezeptiert zu bekommen.
Es gibt auch immer wieder ADHS-Patienten, die in einer Art »Selbstmedikation« Amphetamine einnehmen.
Die Diagnose einer ADHS bei bestehender Amphetaminabhängigkeit ist entweder sehr schwierig oder unmöglich. Gerade von Suchttherapeuten wird Methylphenidat in der retardierten Form aber auch abhängigen ADHS-Patienten verordnet mit dem Argument, so der Entwicklung oder Ausdehnung einer Amphetaminabhängigkeit vorzubeugen.

Geschichte

Methylphenidat wurde erstmals 1944 von Leandro Panizzon, einem Angestellten der schweizerischen Firma Ciba (heute Novartis), synthetisiert. Zu der damaligen Zeit war es üblich, Selbstversuche mit neu entwickelten Substanzen durchzuführen – so probierten Leandro Panizzon und seine Ehefrau Marguerite (»Rita«) Methylphenidat aus. Besonders beeindruckt war Marguerite davon, dass sich ihre Leistung im Tennisspiel nach Einnahme von Methylphenidat steigerte. Von ihrem Spitznamen Rita leitet sich der bekannte Präparatename Ritalin® für Methylphenidat ab. Ritalin wurde 1954 von Ciba auf dem deutschsprachigen Markt eingeführt. Das Medikament wurde in Deutschland zunächst rezeptfrei abgegeben, es wurde erst 1971 dem Betäubungsmittelgesetz unterstellt.

Pharmakologie

Methylphenidat gehört zu den klassischen Phenethylaminen und ist, wie auch das Phenethylamin Amphetamin, ein *indirektes Sympathomimetikum mit zentraler Wirkung*. Die chemische Struktur ähnelt den Katecholaminen. Methylphenidat wirkt anregend und

aufregend. Es unterdrückt Müdigkeit und Hunger und steigert kurzfristig die körperliche Leistungsfähigkeit. Normalerweise bei körperlicher Überlastung auftretende Warnsignale wie Schmerz und Erschöpfungsgefühl werden vermindert.
Methylphenidat wird rasch und fast vollständig resorbiert. Die maximale Plasmakonzentration des unretardierten Wirkstoffs ist nach ca. ein bis zwei Stunden erreicht. Die *Wirkdauer* beträgt ca. vier Stunden.
Methylphenidat ist ein Dopamin- und Noradrenalin-Wiederaufnahmehemmer. In geringem Maße sorgt es für die Freisetzung von Katecholaminen, die erhöhte Dopaminkonzentration wird aber in erster Linie durch Wiederaufnahmehemmung erreicht. Methylphenidat wirkt außerdem als Agonist an den Serotoninrezeptoren 5-HT_{1A} und 5-HT_{2B}.

Klinischer Einsatz

Methylphenidat ist im Rahmen einer therapeutischen Gesamtstrategie zur Behandlung von *Aufmerksamkeitsdefizit-/Hyperaktivitätsstörungen bei Kindern ab einem Alter von sechs Jahren* angezeigt, wenn sich andere therapeutische Maßnahmen allein als unzureichend erwiesen haben. Die Diagnose darf sich nicht allein auf das Vorhandensein von Symptomen stützen, sondern muss auf einer vollständigen Anamnese und Untersuchung des Patienten basieren. Eine therapeutische Gesamtstrategie beinhaltet sowohl psychologische, pädagogische, soziale als auch medikamentöse Maßnahmen.
Zum genauen Einsatz von Methylphenidat ist vieles zu sagen. Die S3-Leitlinie »Hyperkinetische Störung« (► Link auf S. 177) ist sehr lesenswert und geht auf die wichtigsten Aspekte der Verordnung ein.
In der Leitlinie steht allerdings nicht, dass viele Kinder- und Jugendpsychiatrien, wenn es um die stationäre Einstellung auf Methylphenidat geht, eine längere Therapiephase vorschalten, in der sie an einem bestimmten Tag entweder Methylphenidat oder ein Placebo

ausgeben. Patient, Eltern und Behandlungsteam beurteilen dann die jeweilige Symptomschwere an diesem Tag. Zeigt sich keine durchgreifende Besserung unter Methylphenidat, wird es nicht weiter verordnet. Dieses Vorgehen ist in der Erwachsenenpsychiatrie leider sehr selten. Es wäre geeignet, nicht hilfreiche und missbräuchliche Verordnungen zu reduzieren.

Dosierung

- *Kinder und Jugendliche:* 20–40 mg/Tag (1 mg/kg Körpergewicht), langsam aufdosieren; zugelassene Tageshöchstdosis: 60 mg
- *Erwachsene:* 40–50 mg (60 mg nicht selten)

Nebenwirkungen

Zu den häufigsten Nebenwirkungen gehören *Kopfschmerzen*, *Schlaflosigkeit* und *Nervosität*. Aus dem psychiatrischen Bereich sind die Nebenwirkungen *Appetithemmung*, *Affektlabilität*, *Aggression*, *Unruhe*, *Angst* und *Reizbarkeit* häufig. Gelegentlich kommt es zu *psychotischen Störungen* sowie *akustischen*, *optischen* und *taktilen Halluzinationen*. Methylphenidat kann eine Reihe weiterer relevanter Nebenwirkungen an verschiedenen Organsystemen verursachen, über die die Fachinformation informiert.

Mein persönliches Fazit

»Vor die Therapie haben die Götter die Diagnose gestellt«, wussten schon die alten Griechen. Das gilt insbesondere auch für das Methylphenidat. Bei den tatsächlich ADHS-kranken Kindern wirkt es sehr eindrucksvoll, auch später noch, wenn diese Patienten im Erwachsenenalter unbehandelt symptomatisch wären. Aber es gibt auch Fehldiagnosen; nicht jeder unkonzentrierte Erwachsene hat eine ADHS.

Weblink

S3-Leitlinie »Hyperkinetische Störungen« (Stand: November 2006; Gültigkeit abgelaufen, Leitlinie wird zurzeit überprüft): www.awmf.org/uploads/tx_szleitlinien/028-019l_S1_Hyperkinetische_Stoerungen_ADHS_01.pdf

8 Genussmittel

Alkohol, **Nicotin** und **Coffein** sind in fast allen Staaten der Welt erlaubt. Das begründet sich darin, dass ein genussvoller, nicht schädigender Gebrauch bei diesen Substanzen eher möglich sein soll, als bei den illegalen Drogen. Pharmakologisch ist es beispielsweise dem Nicotinrezeptor aber egal, ob Nicotin legal oder illegal ist. Er gewöhnt sich schnell und nachhaltig an den Stoff.

8.1 Alkohol

Alkohol

- führt dosisabhängig zunächst zu einer Erregung, dann zu einer Dämpfung, bei fortgesetztem Konsum zu Bewusstlosigkeit.
- lagert sich pharmakologisch gesehen in die Lipidschicht der Nervenzellen ein, was insbesondere zu einer Störung der Funktion der Ionenkanäle führt.
- aktiviert die GABAerge Übertragung und blockiert die NMDA-gebundene Übertragung.
- wirkt in Kombination mit anderen dämpfenden Substanzen überadditiv dämpfend.

Der Deutsche trinkt im Durchschnitt 12,9 Liter reinen Alkohol pro Jahr. Dies entspricht rund 800 Flaschen Bier oder 153 Flaschen Wein. Warum tut er das? Alkohol ist ein gut dosierbares Narkotikum. Wenn man sich immer mehr Alkohol zuführt, durchlebt man die typischen Stadien der Narkose, nämlich Exzitation (Aufregung, Erregung, Enthemmung), Dämpfung und schließlich Narkose bis zur Bewusstlosigkeit. Eines oder mehrere dieser Narkosestadien müssen wohl angenehm sein.

Pharmakologie

Alkohol gilt als »dirty drug«, das heißt, er wirkt eher unspezifisch an verschiedenen Funktionssystemen im Gehirn. Seine Hauptwirkung entfaltet er wohl nicht als Agonist oder Antagonist an bestimmten Rezeptoren, sondern infolge einer *Einlagerung des Ethanols in die Lipidschicht der äußeren Zellmembranen der Nervenzellen*. Dies führt zu einer beeinträchtigten Funktionstüchtigkeit der Zellmembran, die sich insbesondere durch eine Störung der Funktion verschiedener Ionenkanäle zeigt.
Darüber hinaus wirkt Alkohol an GABA-Rezeptoren aktivierend und an NMDA-Rezeptoren hemmend. Beides führt zu einer Hemmung der Reizübertragung im zentralen Nervensystem.

Wechselwirkungen

Alkohol zeigt zahlreiche Wechselwirkungen mit anderen psychoaktiven Substanzen. Am problematischsten ist die überadditive (mehr als die Summe der Einzelbeiträge betragende) Sedierung und Dämpfung in Kombination mit anderen sedierenden Substanzen. Diese kann im schlimmsten Falle bis zum Koma oder sogar zum Tode führen. Daher ist bei jeder Verschreibung eines Sedativums die Wechselwirkung mit Alkohol zu besprechen. Dazu gehört auch eine Aufklärung über die Fahrtüchtigkeit.

Alkoholentzugsbehandlung

Medikamentöse Strategien bei stationärer Alkoholentgiftung

- In Deutschland ist die Gabe von Clomethiazol (z. B. Distraneurin®) am verbreitetsten. Clomethiazol wirkt sicher und schnell. Es schützt vor Krampfanfällen, lindert vegetative Entzugssymptome und sediert. Nachteilig sind die Gefahr bronchialer Verschleimung sowie die Gefahr einer Atemdepression.
- Alternativ können Benzodiazepine gegeben werden. Üblich sind Clonazepam oder Diazepam. Verträglichkeit und Wirksamkeit sind sehr gut.
- Das Carbamazepin/Tiaprid-Schema kommt ohne Substanzen mit Abhängigkeitspotenzial aus.

Der Entzug von sehr hohen Alkoholkonsummengen wird in Deutschland gegenwärtig weit überwiegend **stationär** durchgeführt. Die Sorge vor Entzugskrampfanfällen, die relevante Rate an medizinischen Komplikationen wie die Entwicklung eines Delirs oder von Blutdruckspitzen sowie die Notwendigkeit weiterführender Interventionen wie Aufklärung über weitere Therapieschritte etc. sprechen für eine stationäre Behandlung.

Ambulante Entzugsbehandlungen sind ebenfalls möglich, die medikamentöse Behandlung sollte in diesem Falle allerdings auf Substanzen ohne Abhängigkeitspotenzial zurückgreifen.

Ziele der medikamentösen Therapie sind:

- Sie soll die sehr unangenehmen *Entzugserscheinungen* lindern, sodass die Wahrscheinlichkeit steigt, dass der Entzug überhaupt durchgehalten wird.
- Sie soll *Entzugskrampfanfälle* verhindern. Krampfanfälle können mit etwas Pech immer auch zu Verletzungen führen. Ich habe erlebt, wie eine junge Patientin, die im Alkoholentzug einen Krampfanfall erlitt, sich aufgrund eines sehr unglücklichen

Sturzes einen Schädelbasisbruch zuzog und an den Folgen einer Hirnblutung verstarb. Da Krampfanfälle ohne medikamentöse Therapie im Alkoholentzug nicht selten sind, ist eine verlässliche Krampfanfallprophylaxe äußerst wichtig
- Das Auftreten eines *Alkoholentzugsdelirs* soll verhindert werden.
- Ohne Medikation kommt es oft zu *sehr hohen Blutdruckwerten, Pulswerten und einem allgemein sehr erhöhten Erregungsniveau*. Dies kann das Auftreten von kardiovaskulären Komplikationen wie etwa Herzinfarkt, Schlaganfall und vielem anderen erhöhen. Auch dies soll durch die Medikation verhindert werden.

Es gibt verschiedene **medikamentöse Behandlungsmöglichkeiten**. Alkohol verstärkt akut die Wirkung inhibitorischer Neurotransmitter (GABA), während es die erregender Neurotransmitter (Dopamin, Noradrenalin, Glutamat etc.) blockiert. Dieses Muster wirkt angstlindernd und macht müde.
Eine verlässlich wirksame Strategie im Alkoholentzug besteht darin, ebenfalls GABAerge Substanzen zu verabreichen, die aber weniger Nebenwirkungen haben als der Alkohol, und deren Dosis über drei bis 14 Tage kontrolliert zu reduzieren. Am GABA-Rezeptor wirken *Benzodiazepine* und *Clomethiazol*.
Eine andere Behandlung legt den Fokus auf eine Verhinderung von Krampfanfällen, ohne GABAerge Substanzen zu geben, man verabreicht also *Antiepileptika* wie *Carbamazepin*.

Clomethiazol In Europa ist Clomethiazol (Distraneurin®) zum stationären Alkoholentzug in psychiatrischen Kliniken und internistischen Abteilungen am weitesten verbreitet. Für die ambulante Gabe eignet es sich nicht, da es in höheren Dosierungen und vor allem in Kombination mit Alkohol sehr stark sedierend wirkt. Es kann die bronchiale Verschleimung verstärken, sodass für Patienten mit Asthma bronchiale und bestimmten anderen Lungenkrankheiten eine relative Kontraindikation besteht.

»Clomethiazol bei Bedarf«: Bis zu einem Alkoholspiegel von ca. 1 ‰ wird in der Regel kein Clomethiazol gegeben. Ausnahmsweise kann Patienten, die bereits bei 1,5 ‰ eine ausgeprägte vegetative Entzugssymptomatik zeigen, eine erste Gabe von einer Kapsel Clomethiazol gegeben werden. Dann ist aber eine besonders engmaschige Überwachung von Vigilanz und Vitalfunktionen geboten. Ab 1 ‰ erhält der Patient bei vegetativen Entzugserscheinungen ein bis zwei Kapseln Clomethiazol, die Tageshöchstdosis beträgt 18, maximal 24 Kapseln in 24 Stunden. Als vegetativer Entzug gilt z. B. eine Tachykardie von mehr als 120 Schlägen pro Minute, starkes Schwitzen, starker Tremor oder zur Not auch sehr starke innere Unruhe mit zumindest erkennbarer vegetativer Komponente.
»Clomethiazol nach Schema«: Hier beginnt man mit Clomethiazol bei Bedarf, nimmt aber die am zweiten Tag verabreichte Dosis auch am dritten Tag und reduziert dann jeden Tag um ein bis zwei Kapseln pro Tag. Am dritten Tag ohne Clomethiazol, dem sogenannten »dritten Nulltag«, ist die Entgiftung abgeschlossen.

Benzodiazepine In Deutschland sind Benzodiazepine eigentlich nicht zur Behandlung des Alkoholentzugs zugelassen, aber nach Clomethiazol am weitesten verbreitet. Welches Benzodiazepin man verabreicht, ist Geschmackssache. Für die Wirkung ist es egal. Verbreitet ist die Gabe von Clonazepam (z. B. Rivotril®).
In den USA ist die Gabe von Benzodiazepinen die häufigste Behandlungsmethode in der Alkoholentzugsbehandlung. Dort kommt interessanterweise oft Lorazepam zum Einsatz.
»Clonazepam bei Bedarf«: Auch hier wird bei einem Alkoholspiegel von mehr als 1 ‰ in der Regel kein Clonazepam gegeben. Ebenso kann man ausnahmsweise Patienten, die wegen der ausgeprägten Toleranzentwicklung bereits bei höheren Promillezahlen eine ausgeprägte vegetative, insbesondere kardiovaskuläre Entzugssymptomatik zeigen (z. B. Puls > 120/min, erhöhter Blutdruck), eine erste Gabe von 0,5 bis 1 mg Clonazepam verabreichen.

Bei weniger als 1 ‰ wird Clonazepam immer dann gegeben, wenn eindeutige vegetative, insbesondere kardiovaskuläre Entzugsbeschwerden vorliegen, maximal 8 mg pro Tag.
»Clonazepam nach Schema«: An den ersten beiden Tagen gibt man Clonazepam nach Bedarf, am dritten Tag gibt man die am zweiten Tag gegebene Dosis, danach reduziert man um 0,5 bis 1 mg Clonazepam pro Tag, je nach klinischer Einschätzung und beabsichtigter Entzugsdauer. Am dritten Clonazepam-freien Tag ist die Entzugsbehandlung abgeschlossen.

Carbamazepin und Tiaprid Ein weiteres bewährtes Vorgehen ist die kombinierte Gabe von Carbamazepin (z. B. Tegretal®) und Tiaprid (z. B. Tiapridex®) (► Tab. 8-1 und 8-2). Obwohl keine GABAerge Substanz gegeben wird, wirkt es erstaunlich gut gegen Entzugsbeschwerden. Auch Krampfanfälle im Entzug habe ich bei Durchführung des Carbamazepin/Tiaprid-Schemas fast nie gesehen. Selbst Patienten, die zuvor zwei Flaschen Wodka pro Tag getrunken haben, kommen meiner Erfahrung nach gut damit zurecht. Zeichnet sich der Beginn eines Delirs ab, sollte man, wie auch bei einer Benzodi-

Tab. 8-1 Dosierung beim ambulant durchgeführten Carbamazepin/Tiaprid-Schema

Tag	Carbamazepin	Tiaprid
1.–3. Tag	100-100-200-0 mg	300-300-300-300 mg
4.–6. Tag	0-0-200-0 mg	200-200-200-200 mg
6.–12. Tag	am 7. Tag absetzen	Ausschleichen über eine Woche

Tab. 8-2 Dosierung beim stationär durchgeführten Carbamazepin/Tiaprid-Schema

Tag	Carbamazepin	Tiaprid
1.–3. Tag	200-200-200-200 mg	300-300-300-300 mg
4.–10. Tag	Ausschleichen über eine Woche	Ausschleichen über eine Woche

azepin-gestützten Alkohol-Entzugsbehandlung, sicherheitshalber auf Clomethiazol umsteigen.
Da das Carbamazepin/Tiaprid-Schema keine abhängig machende Substanz enthält, ist es insbesondere für die ambulante Alkoholentzugsbehandlung sehr gut geeignet. Die Patienten werden vor Beginn einer ambulanten Entzugsbehandlung sehr ausführlich aufgeklärt und erscheinen an den ersten Tagen der Behandlung täglich beim verordnenden Arzt.
Nebenwirkungen: Die schnelle Aufdosierung des Carbamazepins kann bei einigen Patienten zu *Übelkeit*, *Doppeltsehen*, *Gangstörungen* und *Unwohlsein* führen. In diesem Fall hat es sich bewährt, auf das »halbierte« Carbamazepin/Tiaprid-Schema umzusteigen, also die Dosierungen sowohl von Carbamazepin als auch von Tiaprid zu halbieren. Zu berücksichtigen ist auch, dass Carbamazepin den Natrium-Serumspiegel erheblich senken kann, was durch Laborkontrollen zu überprüfen ist.
Weiterhin muss man berücksichtigen, dass Carbamazepin *Blutbildschäden* verursachen kann; daher sehen es einige Experten gerade in der Verwendung bei alkoholabhängigen Patienten kritisch.
Auch sollte Carbamazepin bei Patienten mit *Leberschäden* sehr zurückhaltend und nur unter sorgsamer Kontrolle der Leberwerte und des Carbamazepin-Blutspiegels gegeben werden.
Wechselwirkungen: Carbamazepin kann den Blutspiegel vieler Substanzen aufgrund seiner recht ausgeprägten Enzyminduktion senken. Es verursacht daher häufig unerwünschte Wechselwirkungen.

Literatur und Weblinks

Quelle Carbamazepin/Tiaprid-Schema – Dosierung ambulant – modifiziert nach: Poehlke T et al. Suchtmedizinische Versorgung. Orientierung am Weiterbildungs-Curriculum der Bundesärztekammer. 3 Alkohol – Tabak – Medikamente. Berlin, Heidelberg: Springer 2001.

Quelle Carbamazepin/Tiaprid-Schema – Dosierung stationär – modifiziert nach: Benkert O, Hippius H. Kompendium der Psychiatrischen Pharmakotherapie. 10. Aufl. Berlin: Springer 2015.

S3-Leitlinie »Screening, Diagnose und Behandlung alkoholbezogener Störungen« (Stand: April 2015): www.awmf.org/uploads/tx_szleitlinien/076-001l_S3-Leitlinie_Alkohol_2015-04.pdf

8.2 Nicotin

Nicotin

- wurde früher als Insektizid eingesetzt, bevor es von E605 abgelöst wurde.
- ist dem Acetylcholin ähnlich und aktiviert nicotinische Acetylcholinrezeptoren.
- löst unter anderem die Ausschüttung von Adrenalin, Dopamin und Serotonin aus.
- aktiviert das Belohnungssystem, was die suchterzeugende Wirkung erklärt.
- hat ein äußerst hohes Suchtpotenzial.

Geschichte

Reines Nicotin wurde früher im Pflanzenschutz als Pestizid gegen saugende oder beißende Insekten (unter anderem Blattläuse) eingesetzt. Nicotin ist für Tiere sehr giftig, da es die Ganglien des vegetativen Nervensystems blockiert. Aufgrund der hohen Toxizität besteht für Nicotin jedoch seit den 1970er Jahren ein Anwendungsverbot. Synthetisch hergestellte Insektizide wie beispielsweise E605 werden als Ersatz verwendet.

Pharmakologie

Acetylcholin ist einer der wichtigsten Neurotransmitter höherer Lebewesen. An der motorischen Endplatte überträgt er den Nervenimpuls, der eine Bewegung auslöst, an den Muskel. Im vegetativen Nervensystem kommt ihm an vielen Stellen eine steuernde Wirkung zu, so z. B. am Herzen, dessen Frequenz er verlangsamt oder am Darm, dessen Motilität er anregt.
Im Gehirn sind weite Funktionsbereiche, die sich auf Kognition und Wahrnehmung beziehen, von Acetylcholin abhängig. Acetylcholin spielt auch beim Morbus Alzheimer (► S. 231) eine Rolle. Hier besteht ein funktioneller Mangel an Acetylcholin, dem mit Acetylcholinesterasehemmern entgegen getreten werden soll.
Die Acetylcholinrezeptoren werden in zwei Untergruppen unterteilt: die muscarinischen und die nicotinischen Acetylcholinrezeptoren. Nicotin wirkt *stimulierend auf nicotinische Acetylcholinrezeptoren*. Dieser Rezeptortyp befindet sich unter anderem an den motorischen Endplatten, in Ganglienzellen, im Nebennierenmark und im Zentralnervensystem.
Nicotin *fördert die Ausschüttung des Hormons Adrenalin sowie der Neurotransmitter Dopamin und Serotonin*. In niedrigen Mengen hat es einen stimulierenden Effekt, vor allem durch eine Steigerung der psychomotorischen Leistungsfähigkeit sowie der Aufmerksamkeits- und Gedächtnisleistungen. Diese Steigerung ist allerdings nur von kurzer Dauer.

Abhängigkeit

Nicotin gehört zu den Substanzen mit dem höchsten Abhängigkeitspotenzial; es konkurriert hier selbst mit illegalen Substanzen wie dem Cocain. Die Abhängigkeit bezieht sich weniger auf die direkte pharmakologische Wirkung des Nicotins am Rezeptor, sondern auf die rasch gelernte und als Belohnung empfundene *Aktivierung der nicotinischen Acetylcholinrezeptoren im Nucleus accumbens*, einem zentralen Teil des Belohnungssystems.

Nicotinentwöhnung

- Der körperliche Entzug von Nicotin kann mit Nicotinpflastern, Nicotinkaugummis oder Nasensprays gut coupiert werden.
- Nicotinpflaster geben kontinuierlich Nicotin ab. Dies ist insbesondere für starke Raucher, die das Rauchen aufgeben möchten, hilfreich, da es körperliche Entzugserscheinungen lindert.
- Nicotinkaugummis und Nasensprays geben in kurzer Zeit sehr viel mehr Nicotin ab. Dies kann helfen, das akute Verlangen nach Nicotin zu lindern.
- Schwieriger ist es, psychisch vom Rauchen loszukommen. Nicotinentwöhnungsseminare haben sich sehr bewährt.

Vom Rauchen loszukommen, ist nicht einfach. Der körperliche Entzug ist dabei noch das geringste Problem. Nicotinersatzstoffe können einem helfen, über die unangenehmen ersten 14 Tage zu kommen.

Schwieriger ist es, den gewohnten, leicht verfügbaren Kick aufzugeben, den Nicotin im Belohnungssystem auslöst. *Raucherentwöhnungsseminare* (▶ www.rauch-frei.info) haben sich sehr bewährt und gute bis sehr gute Erfolgsquoten.

Eine Behandlung mit *Nicotinersatzstoffen* kann bei der Raucherentwöhnung helfen, da es die körperlichen Entzugserscheinungen lindert. Um einen kontinuierlichen Spiegel zu erzeugen, wählt man Nicotinpflaster. Für kurzfristige Nicotinpeaks wählt man Kaugummis, Lutschtabletten, Inhaler oder Nasensprays. Man kann auch mehrere Applikationsformen kombinieren, z. B. ein Nicotinpflaster für den basalen Spiegel und Nicotinkaugummis für einzelne Nicotinpeaks.

Die Dosierung richtet sich nach Anzahl und Nicotingehalt der zuvor gerauchten Zigaretten, nach der Stärke des körperlichen Entzugs und der Bedeutung, die man einer Linderung der körperlichen

Entzugserscheinungen zumisst. Innerhalb von wenigen Wochen sollte man die Dosis schrittweise reduzieren und schließlich ganz absetzen.

Die inzwischen in Mode gekommenen elektrisch betriebenen Zigaretten sind zwar geeignet, die krebserregenden und gefäßschädigenden Stoffe, die neben dem Nicotin auch im Zigarettenrauch vorhanden sind, zu vermeiden. Sie helfen aber nicht besonders gut bei der Raucherentwöhnung, da das Nicotin genauso schnell im Gehirn anflutet wie bei herkömmlichen Zigaretten.

In Deutschland sind mit **Bupropion** und **Vareniclin** zwei Medikamente zur Unterstützung der Raucherentwöhnung zugelassen.

Bupropion Bei Bupropion handelt es sich um einen selektiven Noradrenalin- und Dopamin- (geringfügig auch Serotonin-)Wiederaufnahmehemmer (NDRI). Das Noradrenalin-Dopamin-Verhältnis der Wiederaufnahmehemmung beträgt etwa 1:2. Bupropion ist seit 2007 in Deutschland unter dem Präparatenamen Elontril® zur Behandlung von Depressionen zugelassen.

Bupropion hat auch für die *Raucherentwöhnung* eine Zulassung. In dieser Indikation wird es in Deutschland unter dem Namen Zyban® vertrieben. In einer Metaanalyse zeigte sich ein erheblicher Vorteil von Bupropion gegenüber Placebo: Unter Bupropion blieben 19 % über sechs Monate Nicotin-abstinent, unter Placebo lediglich 10,3 %. Bupropion ist im direkten Vergleich ebenso wirksam wie Nicotinpflaster. Die Kombination aus Nicotinpflaster und Bupropion verbesserte die Abstinenzrate nicht (Hughes et al. 2014). Es gibt Hinweise darauf, dass Bupropion dem Vareniclin unterlegen ist (Cahill et al. 2012).

Vareniclin Seit dem 1. März 2007 ist Vareniclin in Deutschland unter dem Namen Champix® zur Raucherentwöhnung im Handel. Vareniclin ist ein Partialagonist am Nicotinrezeptor $\alpha4\beta2$. Die agonistische Komponente lindert Entzugssymptome, die antagonistische Komponente vermindert die Wirkung extern zugefügten Nicotins

Literatur

Cahill K, Stead LF, Lancaster T. Nicotine receptor partial agonists for smoking cessation. Cochrane Database Syst Rev 2012; 4: CD006103.

Hughes JR et al. Antidepressants for smoking cessation. Cochrane Database Syst Rev 2014; 1: CD000031.

8.3 Coffein

- Coffein ist weltweit die am häufigsten konsumierte pharmakologisch aktive Substanz.
- Eine Tasse Kaffee enthält ca. 100 mg Coffein, eine Tasse Tee ca. 50 mg Coffein, ein Glas Cola (0,3 Liter) ca. 40 mg, eine Tasse Kakao ca. 5 mg. 100 g bittere Schokolade können etwa 80 mg Coffein enthalten.
- Die Hauptwirkung des Coffeins geht von einer Hemmung des Adenosinrezeptors aus. Adenosin übt im Gehirn an bestimmten Rezeptoren ein hemmendes Feedback-Signal auf stoffwechselaktive Nervenzellen aus. Das unterbindet Coffein teilweise.
- Coffein hat eine gewisse schmerzlindernde Potenz, die vor allem bei Migräne eingesetzt wird.

Gehört Kaffee zu den Drogen? Haben Sie schon einmal versucht, zwei Wochen lang keinen Kaffee zu trinken? Nein? Nicht versucht, weil es keinen Grund dazu gibt? Versucht, aber nicht geschafft? Versuchen Sie es doch einmal!

Über Kaffee gibt es unglaublich viel zu lesen. Das will ich hier nicht wiederholen. In diesem Buch interessiert uns lediglich die Pharmakologie des Kaffees.

Eine Tasse Kaffee enthält ca. 100 mg Coffein, ein Glas Cola (0,3 Liter) ca. 40 mg Coffein. Der ganze Geschmack drumherum ist nur Beiwerk. Konzentrieren wir uns auf den Wirkstoff.

Pharmakologie

Coffein ist ein Alkaloid aus der Stoffgruppe der Xanthine und gehört zu den psychoaktiven Drogen aus der Gruppe der Stimulanzien. In reiner Form ist es ein weißes, geruchloses, kristallines Pulver mit bitterem Geschmack.

Coffein ist in niedrigen Dosen ein *Adenosinrezeptor-Antagonist.* Adenosin wird bei besonders aktiven Neuronen als natürliches Stoffwechselprodukt der Nervenzellen in erhöhtem Maße freigesetzt und signalisiert so eine hohe Arbeitslast. Adenosin wirkt hier als Rückkopplung: Es signalisiert der Nervenzelle, etwas langsamer zu arbeiten. Durch diese Rückkopplung schützt sich die Nervenzelle vor zu viel Last. Blockiert Coffein nun diesen Feedback-Mechanismus, registriert die Nervenzelle erst etwas später, dass sie schon so viel tut. Das erklärt die aktivierende Wirkung im gewohnten Niedrigdosisbereich.

Auf dem gleichen Mechanismus beruht die schmerzlindernde Wirkung des Coffeins. Adenosin wirkt an den schmerzempfindlichen sensorischen Nervenendungen schmerzerzeugend, indem es direkt auf spezifische A_2-Rezeptoren einwirkt. Eine teilweise Blockade des Rezeptors durch Coffein lindert die Schmerzen.

> Die *orale* LD_{50} (▸ Glossar) für eine Ratte liegt bei 381 mg/kg Körpergewicht. Bei Menschen liegt die *letale Dosis* bei ungefähr 10 g Coffein. Dies entspricht etwa 100 Tassen Kaffee.

In niedrigen Dosen (100 mg auf 70 kg Körpergewicht) wirkt Coffein hauptsächlich psychisch anregend. In dieser Dosis drängt es Müdigkeit und Abgeschlagenheit zurück.

Ob es auch morgens wach macht, ist allerdings umstritten. Es wird vertreten, dass man am Morgen den Kaffee nur trinke, um die sonst einsetzenden Entzugsbeschwerden zu lindern. Morgens sei man auch ganz ohne Kaffee völlig wach. Auch Nichtkaffeetrinker seien morgens wach.
In *höheren Dosen hemmt Coffein den enzymatischen Abbau von cAMP* (cyclischem Adenosin-3',5'-monophosphat) zu acyclischem AMP. Dieses spielt im menschlichen Organismus als »second messenger« eine wichtige Rolle in der Regulation zellulärer Vorgänge. So kommt es zu einem Anstieg der cAMP-Konzentration in den Zellen. In diesem Dosisbereich verursacht es zunehmend auch vegetative Symptome wie eine Beschleunigung des Herzschlages, eine Erweiterung der Bronchien und eine Verbesserung der Organdurchblutung, auch der Niere. Es verstärkt den Harndrang.

Klinischer Einsatz

Coffein erhöht die analgetische Wirkstärke von **Acetylsalicylsäure** oder **Paracetamol** um den Faktor 1,3 bis 1,7, sodass deren Dosis in Kombinationsarzneimitteln entsprechend reduziert werden kann. Kombinationsschmerzmittel mit Acetylsalicylsäure, Paracetamol oder Ergotamin werden vor allem gegen den Migränekopfschmerz eingesetzt. Dies kann auch damit zusammenhängen, dass Coffein zu einer Verengung der Blutgefäße des Gehirns führt, die im Migräneanfall abnorm geweitet sind.
Psychiatrische Patienten konsumieren sehr häufig deutlich mehr als 300 mg Coffein am Tag. Dies verursacht Unruhe und Getriebenheit, sehr häufig auch Schlafstörungen. Bevor man ein sedierendes Medikament oder ein Schlafmittel einsetzt, sollte man immer mit dem Patienten besprechen, wie viel Coffein er zu welcher Tageszeit einnimmt und ob er eine Möglichkeit sieht, dies zu reduzieren.

Entzugserscheinungen

Da Coffein üblicherweise nicht als Suchtstoff wahrgenommen wird, haben die meisten Menschen keinen Impuls, den Konsum zu reduzieren. Daher sind Beschreibungen von Entzugssymptomen eher selten. Tatsächlich entstehen Entzugssymptome, wenn man nach einem in der Dosis mäßigen, aber regelmäßigen Konsum plötzlich ganz aufhört. Am häufigsten werden *Kopfschmerzen*, *Erschöpfung*, *Energieverlust*, *verminderte Wachsamkeit*, *Schläfrigkeit*, *herabgesetzte Zufriedenheit*, *depressive Stimmung*, *Konzentrationsstörungen*, *Reizbarkeit* und das *Gefühl, keine klaren Gedanken fassen zu können*, beschrieben. Die Symptome setzen 12 bis 24 Stunden nach dem letzten Coffeinkonsum ein, erreichen nach 20 bis 51 Stunden das Symptommaximum und dauern etwa zwei bis neun Tage. Bereits eine geringe Menge Coffein kann zur Rückfälligkeit führen.

9 Illegale Drogen

Illegale Rauschdrogen spielen eine große Rolle in der Psychiatrie. Zum einen bedarf es oft ärztlicher und pharmakologischer Unterstützung bei der Entgiftung und Entwöhnung. Zum anderen verursacht der dauerhafte Konsum bestimmter Drogen oftmals psychiatrische Krankheitsbilder wie Psychosen oder Depressionen.
Früher stand **Heroin** als bedrohliche illegale Droge prototypisch für die Drogenproblematik mit all ihren persönlichen und gesellschaftlichen Folgen. Auch heute noch ist Heroinabhängigkeit ein Problem, und es gibt viele Betroffene. Jedoch sind sehr viele der Opiatabhängigen nun schon seit vielen Jahren im Betreuungssystem; viele Patienten werden schon seit Jahrzehnten mit Methadon substituiert und leben irgendwie mit ihrer Krankheit. Natürlich gibt es auch neue Heroinabhängigkeiten, aber zahlenmäßig steht diese verglichen mit den anderen Drogen eher im Hintergrund.
Die **legalen Drogen**, also *Alkohol* und *Nicotin*, stehen bezüglich der Häufigkeit ganz im Vordergrund. Auch **Cannabis** wird häufig konsumiert.
Aktuell sehr problematisch, vor allem bei jungen Menschen, die die damit einhergehenden Risiken völlig unterschätzen, ist der Konsum von **Amphetaminen**, **Methamphetamin** und anderen **synthetischen Drogen**. **LSD** spielt nur noch eine untergeordnete Rolle.
Welche Droge für einen Menschen zum Problem wird, hängt teilweise von seinem sozialen Umfeld, auch von seinen finanziellen Möglichkeiten ab. So kann man mit dem wenig sauberen Liquid Ecstasy schon für 8 Cent einen Rausch bewirken, bei Cocain kostet eine ausgedehnte Konsumeinheit eher 30 bis 60 Euro (▶ Tab. 9-1). Natürlich kann man die Kosten nicht wirklich vergleichen, da gerade bei Heroin und Cocain eine deutliche Gewöhnung und Dosissteigerung im Verlauf der Abhängigkeit eintritt. Dennoch ist der Bedarf

Tab. 9-1 Circa-Preise für illegale Drogen und Bier im Vergleich

Substanz	Kosten (in Euro)
1 ml Liquid Ecstasy	0,08
1 Liter Bier	2
1 g THC (3 Joints)	10
1 g Amphetamin	5–10
1 g Crystal Meth	40–60
1 g Cocain	40–60
1 g Heroin	30–40

an Geld zur Finanzierung der Sucht unterschiedlich. Eine längere Opiat- und/oder Cocainabhängigkeit geht sehr oft mit Kriminalität und/oder Prostitution einher.

Weblink

Die Deutsche Beobachtungsstelle für Drogen und Drogensucht (DBDD) gibt jährlich einen sehr detaillierten Bericht über die Situation in Deutschland heraus, der sehr viele weiterführende Informationen enthält und gut lesbar ist.

Jahresbericht DBDD 2014: www.dbdd.de/images/dbdd_2014/reitox_report_2014_germany_de.pdf

Weiterführende Literatur

Tretter F. Suchtmedizin griffbereit 3. Aufl. Stuttgart: Schattauer 2016.

9.1 Heroin

Heroin

- wirkt sechsmal stärker schmerzlindernd als Morphium.
- wurde in Deutschland erst 1971 verboten.
- ist seit 2009 im Rahmen des Diamorphin-Substitutionsprogramms wieder legal anwendbar.
- wird auf der Straße oft in »bubbles« zu etwa 0,3 g gehandelt. Aufgrund der Reinheit von oft nur ca. 20 % enthält ein »bubble« ca. 60 mg reines Heroin und kostet gegenwärtig ungefähr 15 Euro.

Heroin, chemisch Diacetylmorphin oder kurz Diamorphin, ist ein *halbsynthetisches, stark analgetisches Opioid* mit maximalem Abhängigkeitspotenzial. Es wirkt sechsfach stärker schmerzstillend als Morphium, wird aber therapeutisch aufgrund seines Abhängigkeitspotenzials im Rahmen der Schmerztherapie nicht mehr verwendet.

Es gibt die Legende, dass der Name Heroin vom griechischen Wort ἡρωίνη – Heros – »der Held« kommt. Dies bezieht sich darauf, dass Soldaten nach Injektion von Heroin kampffähig »gefixt« werden konnten.

Geschichte

Die Firma Bayer vermarktete Heroin ab 1898 als Schmerz- und Hustenmittel. Da es oral verabreicht wurde, fiel die stark süchtig machende Potenz erst verspätet auf. Ab etwa 1910 verbreitete sich die Erkenntnis, dass gerauchtes, geschnupftes und vor allem intravenös gespritztes Heroin eine starke opiumartige Wirkung hat, sodass viele Opiumkonsumenten auf Heroin umstiegen. Die Zahl der Heroinabhängigen stieg rasch an. Ab 1912 wurde ein staatenübergreifendes Verbot diskutiert, aber erst 1931 stellte Bayer die Produktion ein und konzentrierte sich auf die Vermarktung ihres zweiten Kassenschlagers, des Aspirins. In Deutschland wurde Heroin noch bis 1958 verkauft, das Verbot folgte erst am 6. April 1971. Seit 2009 gibt es in Deutschland mit der Diamorphinsubstitution wieder ein legales therapeutisches Anwendungsgebiet.

Pharmakologie

Heroin wird halbsynthetisch aus Morphium hergestellt. Es wird im Körper rasch, mit einer Plasmahalbwertszeit von drei Minuten, zu 6-Monoacetylmorphin umgewandelt, das seinerseits mit einer Halbwertszeit von 20 Minuten zu Morphin umgewandelt wird. Heroin passiert die Blut-Hirn-Schranke sehr schnell und führt kurz nach der Injektion zu einem »kick«.

> Eine typische Konsummenge ist ein »bubble«, das 0,2 bis 0,4 g Straßenheroin entspricht. Ein langjährig Heroinabhängiger verbraucht mehrere »bubbles« am Tag, für einen Menschen, der noch keine oder wenig Vorerfahrungen mit Heroin hat, kann ein »bubble« schon tödlich sein.
> Rechnen wir mal mit 0,3 g Heroin pro »bubble«. Die Reinheit von »braunem« Straßenheroin beträgt ungefähr 20 %, sodass 0,3 g Straßenheroin 0,06 g reinem Heroin entsprechen, also 60 mg reinem Heroin. Ein »bubble« kostet etwa 15 Euro, ein Gramm »braunes« Heroin kostet zwischen 30 und 45 Euro.

Bei langjährigen Konsumenten reicht die Wirkung des Heroins etwa sechs bis acht Stunden, dann setzen erste Entzugserscheinungen ein. Da die in Europa verbreitete Heroinbase nicht wasserlöslich ist, wird sie typischerweise auf einem Löffel mit Säure aufgekocht (meist Ascorbinsäure, also Vitamin C oder Zitronensaft), um ein wasserlösliches Heroinsalz zu bilden. Die Lösung wird durch einen Filter aufgezogen und danach *intravenös* gespritzt. Diese Selbstinjektionen gehen mit einem hohen Risiko an Infektionen einher. Gerade das Zittern im Entzug führt oft dazu, dass die Vene verfehlt wird, was zusammen mit den oft unsterilen Bedingungen zu Abszessen führen kann; ganz zu schweigen von den Gefahren der Verwendung der gleichen Spritze durch mehrere Personen.

Beim *Rauchen* wird das Heroin auf einer Alufolie verdampft und durch ein Aluröhrchen inhaliert. Der Weg über die Lunge umgeht den First-Pass-Effekt (▶ Glossar), der beim Sniefen und intravenösen Injizieren eintritt, ist aber insgesamt weniger effizient. Vorteil ist der sofortige Wirkungseintritt, durch die sich der Konsument vor einer Überdosierung schützen kann. Dies gelingt beim Injizieren und Sniefen nicht, da die volle Heroindosis appliziert wird, bevor sie wirkt.

Zum »*Sniefen*« durch die Nase wird das Heroin zu feinem Pulver zermahlen. Genau wie Cocain wird es mit einem Schnupfröhrchen durch die Nase eingesogen und gelangt so auf die Nasenschleimhaut, von der es zügig in die Blutbahn übergeht.

Opiatsubstitution

Indikationen der Opiatsubstitution

- *ambulant:* Langzeitsubstitution
- *stationär:*
  - Totalentgiftung
  - Beikonsumentgiftung
  - Einstellung auf eine Substitutionsbehandlung
  - kurzfristige Substitution, z. B. im Rahmen einer Operation

Ambulante Methadonsubstitution Die ambulante Methadonsubstitution ist unzweifelhaft eine *wirksame und sinnvolle Behandlung* von zuvor langjährig opiatabhängigen Menschen, die ohne Substitution immer wieder rückfällig geworden sind. Dies belegt eine Cochrane-Analyse aus dem Jahr 2009, die zum Ergebnis kommt, dass die Mehrzahl der Patienten mit Methadon sehr viel besser in Behandlung bleibt und sehr viel weniger Heroin konsumiert als ohne Methadontherapie (► Link auf S. 208). Es ist belegt, dass die Häufigkeit und Schwere kriminellen Verhaltens sowie die Häufigkeit und Schwere von unerwünschten Begleiteffekten des intravenösen Heroinkonsums wie Infektionskrankheiten, Abszessen und Thrombosen unter Therapie mit Methadon wesentlich geringer ausgeprägt sind.

Typische Methadondosierungen für die Langzeittherapie sind 30 bis 80 mg, wobei manche Patienten auch 120 mg brauchen. Dabei kann man nicht zwingend aus der Angabe, wie viel Gramm Heroin jemand zuletzt konsumiert hat, umrechnen, wie viel Methadon er brauchen wird. Zu berücksichtigen sind hier mehrere weitere Faktoren, z. B.

- Dauer des bisherigen Konsums
- Applikationsart (i. v. oder geraucht)
- Metabolisierungsgeschwindigkeit des Methadons

! Manche Patienten sind bezüglich des Methadons »fast metabolizer« oder »ultra-rapid metabolizer«. Diese Patienten brauchen manchmal eine auf zwei Gaben am Tag verteilte, recht hohe Gesamtdosis Methadon. In der Einstellungsphase sollten unbedingt Blutspiegelkontrollen durchgeführt werden! Eine genetische Untersuchung des Metabolisierungsstatus kann auch nicht schaden und erklärt für alle Zukunft nachvollziehbar, warum eine so hohe Dosis erforderlich ist.

Ambulante Heroinsubstitution Es gibt eine Gruppe von Langzeitheroin-abhängigen Patienten, bei denen die Methadonsubstitution nicht funktioniert. Vielleicht fehlt ihnen der »kick«, vielleicht wirkt das Methadon aus einem anderen Grund nicht befriedigend: Jedenfalls gibt es einige Patienten, die mit Methadon allein nicht ausreichend behandelt werden können.

Aus diesem Grund wurde nach dem Vorbild anderer Staaten (Schweiz, Niederlande), unter der Aufsicht der Bundesopiumstelle, von 2002 bis 2006 das Modellprojekt »heroingestützte Behandlung« durchgeführt, an dem die Städte Hamburg, Karlsruhe, Bonn, Hannover, Köln, München und Frankfurt am Main teilnahmen. Die Ergebnisse (Haasen et al. 2007) wurden im Juli 2007 vorgelegt: Der Gesundheitszustand der etwa 500 mit Diamorphin (Heroin) Substituierten war deutlich besser als in der mit Methadon substituierten Vergleichsgruppe, der illegale Beikonsum sowie die Beschaffungskriminalität geringer. Aufgrund dieser Ergebnisse wurde die Diamorphin-gestützte Behandlung im Rahmen des Substitutionsprogramms mit einer Sondergenehmigung des Bundes fortgesetzt. Für die Heroinsubstitution kommen nur Abhängige in Betracht, die älter als 23 Jahre und seit mindestens fünf Jahren abhängig sind. Patienten in Heroinprogrammen neigen mehr als Teilnehmer im Methadonprogramm dazu, um eine Erhöhung der Dosierung zu bitten. Es wird empfohlen, in solchen Fällen darauf hinzuweisen, dass eben deshalb generell nicht Heroin, sondern Methadon als Substitutionsmittel empfohlen wird, da mit Methadon die Dosierung jahrelang stabil gehalten werden kann.

Stationäre Methadonsubstitution Stationär gibt man derzeit in der Regel Methadon, um die Entzugsbeschwerden zu lindern. Es gibt vier immer wiederkehrende Situationen, in denen Methadon stationär im Rahmen einer Opiatabhängigkeit gegeben wird:

- Opiatentzugsbehandlung
- Beikonsumentgiftung
- Einstellung zur Substitution
- kurzfristige Substitution, z. B. während einer notwendigen stationären Behandlung in der Chirurgie, Inneren Medizin etc., zur Verhinderung akuter Entzugserscheinungen

Opiatentzugsbehandlung

Patienten, die über eine längere Zeit Opiate konsumiert haben, können in der Regel nach Vorgespräch, Anmeldung und Wartezeit auf einer entsprechend qualifizierten Station eine Methadon-gestützte Opiatentzugsbehandlung durchführen.

Die Dosisfindung wird in jeder Klinik etwas unterschiedlich gehandhabt. Ein bewährtes Vorgehen sieht so aus:

- Aufnahme nach *Vorgespräch*, gegebenenfalls Wartezeit und Terminvergabe.
- Zunächst *ärztliche Untersuchung*, Alkohol in der Atemluft bestimmen, Urin für das Drogenscreening gewinnen. Zu Beginn der Behandlung ist auch ein EKG sinnvoll, da Methadon die QTc-Zeit verlängern kann. Bei den Blutuntersuchungen ist zu besprechen, ob auch ein HIV-Test oder eine Untersuchung auf Hepatitis erfolgen soll.
- Bei *Alkoholbeikonsum* soll die erste Methadongabe frühestens bei unter 0,5 ‰ erfolgen. Bei starken alkoholbedingten vegetativen Entzugserscheinungen sollte man Clonazepam als Bedarfsmedikation verordnen.
- Am *ersten* und *zweiten Tag* wird bei *vegetativen Entzugsbeschwerden*, die auf den Opiatentzug zurückzuführen sind, Methadon gegeben, wobei der Patient die Einstellung selbst bestimmt. Alle zwei Stunden können 10 mg Methadon gegeben werden, maximal 60 mg pro Tag; in der Zeit von 8 bis 24 Uhr.
- Am *dritten Tag* wird die Dosis, die am zweiten Tag insgesamt notwendig war, auf zwei Dosierungen verteilt gegeben.
- Ab dem *fünften Tag* wird die Dosis reduziert. Ein erprobtes Reduktionsschema findet sich in Tabelle 9-2.
- In bestimmten Situationen kann es sinnvoll sein, die Reduktion von Methadon zu verlangsamen und an zwei Tagen hintereinander die gleiche Dosis zu geben. Das heißt, der Patient bekommt einen Tag lang die Dosis vom Vortag (Patienten nennen das einen »*Stop-Tag*«). Am nächsten Tag wird wieder regulär reduziert.
- Subjektiv am Schlimmsten sind der zweite und der dritte Methadon-freie Tag (Patienten nennen Methadon-freie Tage »Nulltage«).

Tab. 9-2 Methadon-Reduktionsschema

1. Tag	bei Bedarf 10 mg, maximal 60 mg/Tag				
2. Tag	bei Bedarf 10 mg, maximal 60 mg/Tag				
Bedarf am Tag 2:	60 mg	50 mg	40 mg	30 mg	20 mg
3. Tag	35-0-0-25 mg	30-0-0-20 mg	25-0-0-15 mg	20-0-0-10 mg	10-0-0-10 mg
4. Tag	35-0-0-25 mg	30-0-0-20 mg	25-0-0-15 mg	20-0-0-10 mg	10-0-0-10 mg
5. Tag	30-0-0-25 mg	25-0-0-20 mg	20-0-0-15 mg	15-0-0-10 mg	10-0-0-10 mg
6. Tag	30-0-0-20 mg	25-0-0-15 mg	20-0-0-10 mg	15-0-0-10 mg	10-0-0-5 mg
7. Tag	25-0-0-20 mg	20-0-0-15 mg	15-0-0-10 mg	15-0-0-5 mg	10-0-0-5 mg
8. Tag	25-0-0-15 mg	20-0-0-10 mg	15-0-0-5 mg	15-0-0-5 mg	5-0-0-5 mg
9. Tag	20-0-0-15 mg	15-0-0-10 mg	10-0-0-5 mg	10-0-0-5 mg	5-0-0-5 mg
10. Tag	20-0-0-10 mg	15-0-0-5 mg	5-0-0-5 mg	5-0-0-5 mg	5-0-0-0 mg
11. Tag	15-0-0-10 mg	10-0-0-5 mg	5-0-0-0 mg	5-0-0-0 mg	5-0-0-0 mg
12. Tag	15-0-0-5 mg	5-0-0-5 mg			
13. Tag	10-0-0 5 mg	5 0 0 0 mg			
14. Tag	5-0-0-5 mg				
15. Tag	5-0-0-0 mg				

An den ersten beiden Tagen gibt man Methadon alle zwei Stunden bei Bedarf, maximal 60 mg/Tag. Je nachdem wie viel Methadon der Patient am zweiten Tag brauchte, ergeben sich die in der entsprechenden Spalte aufgeführten Reduktionsschritte.

- Erfahrungsgemäß sind die Entzugssymptome etwa ab dem fünften Methadon-freien Tag so weit abgeklungen, dass eine *Entlassung* möglich ist.
- Als Bedarfsarznei haben sich niederpotente Neuroleptika bewährt.

L-Polamidon Unter anderem bei objektiver Unverträglichkeit von Methadon kann die Opiatentzugsbehandlung auch mit L-Polamidon durchgeführt werden, es gelten die entsprechenden Umrechnungswerte (▶ Tab. 9-3).

Buprenorphin (Subutex®) Der Wirkstoff Buprenorphin ist ein Agonist, aber auch ein partieller Antagonist am Opiatrezeptor. Die partielle antagonistische Wirkung führt dazu, dass es nicht wirksam mit Heroin kombiniert werden kann, da das Heroin kaum noch

Tab. 9-3 Umrechnungstabelle Methadon, L-Polamidon und »Meter«

D,L-Methadon	L-Polamidon	»Meter«
1 ml = 10 mg	1 ml = 5 mg	1 Meter
2 ml = 20 mg	2 ml = 10 mg	2 Meter
3 ml = 30 mg	3 ml = 15 mg	3 Meter
4 ml = 40 mg	4 ml = 20 mg	4 Meter
5 ml = 50 mg	5 ml = 25 mg	5 Meter
6 ml = 60 mg	6 ml = 30 mg	6 Meter
7 ml = 70 mg	7 ml = 35 mg	7 Meter
8 ml = 80 mg	8 ml = 40 mg	8 Meter
9 ml = 90 mg	9 ml = 45 mg	9 Meter
10 ml = 100 mg	10 ml = 50 mg	10 Meter

In den Zeilen finden sich Äquivalenzdosierungen von Methadon, L-Polamidon und die umgangssprachliche Angabe »Meter«. Der Begriff »Meter« wird in der Szene für je 10 mg Methadon pro Tag verwendet.

wirkt, wenn der Patient mit Buprenorphin substituiert wird. Man muss aber wissen, dass die Einnahme von Buprenorphin zu einem *akuten Entzugssyndrom* führen kann, wenn der Patient kurz zuvor Heroin konsumiert hat. Dies kann sehr unangenehm sein.

Wenn ein Patient noch unter der Wirkung von Methadon oder Heroin steht, und dann Buprenorphin (Subutex®) einnimmt, kann es zu einem akuten Entzugssyndrom kommen, da die opiatantagonistische Wirkkomponente des Buprenorphins das zuvor aktive Opiat sofort vom Rezeptor verdrängt. Dies nennen Patienten einen »Turboentzug«. Daher sollte vor der Gabe von Buprenorphin der letzte Heroinkonsum zumindest 12 Stunden, die letzte Methadon-Einnahme mindestens 24 Stunden zurückliegen.

Auch mit Buprenorphin ist eine Opiatentzugsbehandlung möglich. Hier hat sich folgendes Vorgehen bewährt:

- Nach dem letztem Heroinkonsum soll mindestens eine Wartezeit von 12 Stunden liegen, sonst droht ein akutes Entzugssyndrom.
- Nach der letzten Methadon-Einnahme soll eine Wartezeit von mindestens 24 Stunden, besser 30 (oder mehr) Stunden liegen, sonst droht ein akutes Entzugssyndrom.
- Die erste Gabe Buprenorphin erfolgt mit 4 mg in der Regel ab 13 Uhr.
- Danach werden bei vegetativem Entzug auf Wunsch des Patienten jeweils 2 mg stündlich gegeben, maximal 12 mg pro Tag.
- In begründeten Ausnahmen ist auch eine höhere Dosis möglich, maximal 24 mg pro Tag.
- Am zweiten Tag wird die Dosis, die am ersten Tag insgesamt notwendig war, als Einmalgabe morgens eingenommen.
- Ab dem dritten Tag kann man sich z. B. an Tabelle 9-4 orientieren.

Tab. 9-4 Totalentgiftung mit Buprenorphin

Tag	Bedarf				
1. Tag	Einmalig 4 mg, danach bei Bedarf stündlich jeweils 2 mg, maximal 12 mg pro Tag. Am so ermittelten Bedarf orientiert sich die weitere Dosierung.				
Bedarf an Tag 1:	**12 mg**	**10 mg**	**8 mg**	**6 mg**	**4 mg**
2. Tag	12 mg	10 mg	8 mg	6 mg	4 mg
3. Tag	10 mg	8 mg	6,8 mg	4,8 mg	3,2 mg
4. Tag	8 mg	6,4 mg	5,6 mg	3,6 mg	2,4 mg
5. Tag	6,4 mg	5,2 mg	4,4 mg	2,8 mg	1,6 mg
6. Tag	4,8 mg	4 mg	3,2 mg	2 mg	0,8 mg
7. Tag	3,6 mg	2,8 mg	2 mg	1,2 mg	0,4 mg
8. Tag	2,4 mg	1,6 mg	0,8 mg	0,4 mg	
9. Tag	1,6 mg	0,8 mg			
10. Tag	0,8 mg				

Am ersten Tag gibt man als erste Gabe 4 mg Buprenorphin, danach stündlich bei Bedarf je 2 mg, maximal 12 mg pro Tag. Je nachdem, wie viel Buprenorphin der Patient am ersten Tag brauchte, ergeben sich die in der entsprechenden Spalte aufgeführten Reduktionsschritte.

Wirkstoffumstellung: Wenn ein Patient bislang mit D,L-Methadon oder L-Polamidon substituiert worden ist und eine Umstellung auf Buprenorphin indiziert ist, geht man so vor:
Methadon wird auf 15 mg abdosiert, dann wartet man mindestens 24 Stunden, besser 30 Stunden, bevor man zum ersten Mal Buprenorphin gibt. Eine zu frühe Gabe von Buprenorphin kann plötzliche Entzugserscheinungen auslösen. Nach der Pause kann man Buprenorphin aufdosieren.

Beikonsum-Entzugsbehandlung

Ein beträchtlicher Teil der Patienten, die in ambulanter Methadonsubstitution sind, betreibt zu irgendeinem Zeitpunkt einen proble-

matischen Beikonsum. Das ist kein Grund, sofort die Substitution abzubrechen. Es ist aber eine Indikation zur Beikonsum-Entzugsbehandlung. Auch soll man sich fragen, ob die übliche Methadondosis für diesen Patienten angemessen und ausreichend ist.
Viele opiatsubstituierte Patienten trinken regelmäßig **Alkohol**. Das ist auch der Grund, warum man vor manchen substituierenden Praxen mittags direkt nach der Vergabe oft kleine Grüppchen von Substituierten mit Bierflaschen sieht. Spätestens am nächsten Morgen muss der Patient wieder 0,0 ‰ haben, sonst bekäme er kein Methadon. Gerät der Alkoholkonsum allerdings aus dem Ruder, ist eine Beikonsum-Entzugsbehandlung von Alkohol sinnvoll. Das Gleiche gilt, wenn ein problematischer regelmäßiger Beikonsum von **Benzodiazepinen**, **Cocain** oder **Heroin** besteht. Nicht selten erteilt die Substitutionspraxis dem Patienten eine stationäre Beikonsum-Entzugsbehandlung als Auflage – anderenfalls würde die Substitution nicht fortgesetzt werden.

Heroin Zuerst versichert sich der stationär behandelnde Arzt bei der Substitutionspraxis, ob noch eine Substitution besteht und fortgesetzt werden soll. Er informiert sich über den Verlauf und über die weitere Planung der Substitution. Er fragt nach, wann zuletzt Methadon gegeben wurde und welche Dosis aktuell ist. Diese Dosis wird in der Regel unverändert fortgesetzt. Zusätzlich kann man im Bedarfsfall bei erheblichem zusätzlichem Heroinkonsum eine geringere Dosis Methadon ergänzen. Hier muss eine individuelle Dosis gefunden werden, die dann langsam reduziert wird. Die angegebene Konsummenge kann als Anhaltspunkt dienen. Wenn ein Patient also z. B. mit 60 mg Methadon substituiert wird und zusätzlich mäßig viel Heroin konsumierte, kann man z. B. mit 60 mg Methadon fest plus 10 bis 20 mg Methadon bei Bedarf starten und die Dosis dann wieder schrittweise auf 60 mg reduzieren.

Alkohol und/oder Benzodiazepine Auch in diesem Fall telefoniert man als erstes mit der Substitutionspraxis. Die Beikonsum-Entzugsbehandlung von Alkohol wird üblicherweise mit **Clonazepam** (z. B. Rivotril®), **Diazepam** (z. B. Valium®) oder mit **Clomethiazol** (z. B. Distraneurin®) durchgeführt.
Beim Benzodiazepin-Beikonsum liegen auf dem Schwarzmarkt die Substanzen Clonazepam und Diazepam ganz vorne, Flunitrazepam ist selten geworden, seit es als Betäubungsmittel auf einem entsprechenden BtM-Rezept verschrieben werden muss. Je nach Menge des Beikonsums werden oft das »Große Rivotril®-Schema« oder das »Kleine Rivotril®-Schema« angeordnet (▸ Tab. 9-5).

Dosisfindung zu Beginn einer Substitution
Ein Patient, der sich substituieren lässt, hat in nahezu jedem Fall zuvor täglich Heroin konsumiert. Sehr oft besteht darüber hinaus ein Beikonsum anderer Substanzen. Die Eindosierung der späteren Substitutionsdosis erfolgt daher sehr ähnlich wie der Beginn der Opiatentzugsbehandlung, lediglich mit dem Unterschied, dass bei der Methadondosis,

Tab. 9-5 Rivotril®-Schema zur Benzodiazepin-Beikonsum-Entzugsbehandlung

Tag	Großes Rivotril®-Schema	Kleines Rivotril®-Schema
1.–5. Tag	1-1-1-1 mg	0,5-0,5-0,5-0,5 mg
6.–7. Tag	1-0,5-1-1 mg	0,5-0-0,5-0,5 mg
8.–9. Tag	1-0,5-0,5-1 mg	0,5-0-0-0,5 mg
10.–11. Tag	0,5-0,5-0,5-1 mg	0-0-0-0,5 mg
12.–13. Tag	0,5-0,5-0,5-0,5 mg	0 mg
14.–15. Tag	0,5-0-0,5-0,5 mg	
16–17. Tag	0,5-0-0-0,5 mg	
18.–19. Tag	0-0-0-0,5 mg	
ab 20. Tag	0 mg	

die eben gerade dazu führt, dass keine Entzugsbeschwerden mehr vorliegen, angehalten und diese Dosis weiter gegeben wird. Versuche mit einer etwas niedrigeren oder etwas höheren Dosis sind möglich. Die Erfahrung einer spezialisierten Station ist sehr hilfreich, um die richtige Zieldosis zu finden.

Kurzfristige Substitution

Opiatabhängige Patienten, die beispielsweise zur operativen Spaltung eines Abszesses einige Tage im Krankenhaus verbringen müssen, sollten **Methadon** oder **L-Polamidon** erhalten, um *keinen Entzug* zu erleiden.

In Allgemeinkrankenhäusern wird eher L-Polamidon eingesetzt, da es deutlich länger haltbar ist als Methadon. Verschreiben kann es jeder Arzt, der stationär tätig ist. Es ist nicht einfach, die richtige Dosis zu bestimmen. Der Patient wird sagen, wie viel Heroin er konsumiert, wobei man nicht weiß, ob er nicht lieber etwas übertreibt, um genug Methadon bzw. L-Polamidon zu erhalten. Nicht nur deswegen gibt es hier keine einfache Umrechnungstabelle. Es ist vielmehr notwendig, die tatsächlich erforderliche Dosis zu finden, indem man wie bei der Einstellung zur Substitution zunächst einmal eine sinnvolle, aber im Zweifel zu niedrige Dosis verabreicht, dann beobachtet, ob vegetative Entzugserscheinungen auftreten und dann beispielsweise in 5-mg-Schritten L-Polamidon oder in 10-mg-Schritten Methadon steigert.

Kurzfristige Opiatsubstitution bei stationärer Behandlung

Der 38-jährige Herr H. berichtet, seit 20 Jahren heroinabhängig zu sein. Er sei bis letztes Jahr mit 60 mg Methadon substituiert worden, habe die Substitution aber selbst abgebrochen. Seither spritze er wieder etwa 1,5 g Heroin pro Tag. Aufgrund einer fieberhaften Entzündung eines Leistenabszesses wird er auf eine chirurgische Station aufgenommen.

Am Aufnahmetag berichtet er, im Laufe des Tages schon 1 g Heroin gespritzt zu haben.
Der Stationsarzt verordnet an diesem Tag kein Methadon, da der Patient bereits Heroin gespritzt hat. Am nächsten Morgen verordnet er um 9:00 40 mg Methadon. Aufgrund deutlicher Entzugsbeschwerden erhält Herr H. um 11:00 noch einmal 20 mg Methadon. Hiermit kommt er aus. Am Nachmittag wird der Abszess gespalten. An den folgenden Tagen erhält er 60 mg Methadon als Einmalgabe morgens.

Weblink und Literatur

Cochrane-Analyse zur Wirksamkeit von Methadontherapien (Juli 2009): http://summaries.cochrane.org/CD002209/methadone-maintenance-therapy-versus-no-opioid-replacement-therapy

Heroinsubstitution (Ergebnisse): Haasen C et al. Heroin-assisted treatment for opioid dependence: randomised controlled trial. Br J Psychiatry 2007; 191: 55–62.

9.2 Cocain

Cocain

- ist ein Dopamin-, Noradrenalin- und Serotonin-Wiederaufnahmehemmer.
- macht über eine Aktivierung der dopaminergen Bahnen des mesolimbischen Belohnungssystems stark süchtig.
- wird in der klassischen Form als Cocainhydrochlorid über ein Ziehröhrchen geschnupft.
- kann mit Natriumhydrogencarbonat zu einer Mischung aus Cocainhydrogencarbonat und Kochsalz umgewandelt werden. Diese Mischung heißt Crack und wird üblicherweise geraucht. Der Konsum von Crack macht zumeist sofort stark süchtig und führt in aller Regel ungebremst in den Abgrund.

Cocain ist als stimulierende Droge weltweit verbreitet. Es wird aus den Sträuchern der Cocapflanze gewonnen. Diese wächst in Südamerika, hauptsächlich in Bolivien, Peru und Kolumbien. Zur Cocaingewinnung werden ihre Blätter zerkleinert und eingeweicht. Die enthaltenen Alkaloide werden mit Lösungsmitteln extrahiert und chemisch weiter zur Cocapaste aufbereitet, die einen Cocaingehalt von 60 bis 80 % hat. Hieraus kann das übliche Cocainhydrochlorid gewonnen werden. Dies oder eine gut schmuggelbare Vorstufe macht sich unter Kontrolle der örtlichen Drogenkartelle – ohne Rücksicht auf Verluste irgendwelcher Art – auf den Weg rund um die Welt.

Geschichte

Die ersten Cocasträucher kamen 1750 nach Europa, 1859 wurden die aktiven Komponenten erstmalig extrahiert. Ab 1879 wurde Cocain zur Behandlung der Morphinabhängigkeit verwendet. 1884 wurde es aufgrund seiner guten lokalanästhetischen Eigenschaften auch bei Operationen eingesetzt. Noch heute wird Cocain bei Operationen an Nase, Rachen und Auge verwendet, da es stark anästhetisch und gut gefäßverengend wirkt.

Sigmund Freud beschäftigte sich bekanntermaßen mit der medizinischen Nutzung von Cocain. 1884 schrieb er: »Die psychische Wirkung des Cocainum mur. in Dosen von 0,05 bis 0,10 g besteht in einer Aufheiterung und anhaltenden Euphorie, die sich von der normalen Euphorie des gesunden Menschen in gar nichts unterscheidet. Es fehlt gänzlich das Alterationsgefühl, das die Aufheiterung durch Alkohol begleitet, es fehlt auch der für die Alkoholwirkung charakteristische Drang zur sofortigen Betätigung. Man fühlt eine Zunahme der Selbstbeherrschung, fühlt sich lebenskräftiger und arbeitsfähiger; aber wenn man arbeitet, vermisst man auch die durch Alkohol, Tee oder Kaffee hervorgerufene edle Excitation und Steigerung der geistigen Kräfte. Man ist eben einfach normal und hat bald Mühe, sich zu glauben, dass man unter irgendwelcher Einwirkung steht.«

Die erste Rezeptur von Coca-Cola enthielt 1906 einen Extrakt aus Cocablättern, sodass ein Liter Coca-Cola etwa 250 mg Cocain enthielt.

Pharmakologie

Cocain ist ein Dopamin-, Noradrenalin- und Serotonin-Wiederaufnahmehemmer. Dies wird auch als *Triple-Reuptake-Inhibitor* oder TRI bezeichnet. Es macht süchtig, weil es eine starke Wirkung auf das mesolimbische dopaminerge Belohnungssystem entfaltet.

9.2.1 Cocain(hydrochlorid)

Cocain wird üblicherweise als Cocainhydrochlorid durch ein Ziehrohr *gesnieft*. Die Wirkung tritt etwa zwei bis drei Minuten nach dem Sniefen ein. Wenn man Cocain einfach *isst*, tritt die Wirkung nach zehn bis 30 Minuten ein. *Gerauchtes* Cocain wirkt nach etwa acht bis zehn Sekunden für etwa fünf bis zehn Minuten. Bei *intravenöser Injektion* kommt es nach 30 bis 45 Sekunden zu einer Wirkung, die etwa zehn bis 20 Minuten anhält.
Beschrieben wird eine *Stimmungsaufhellung*, ein Gefühl *gesteigerter Leistungsfähigkeit und Aktivität* sowie das *Verschwinden von Hunger und Müdigkeit*.

9.2.2 Crack

Durch Aufkochen von Cocainhydrochlorid mit Natriumhydrogencarbonat entsteht ein Gemisch aus Cocainhydrogencarbonat und Kochsalz, das Crack genannt wird.
Es wird über einer Flamme verdampft und dann geraucht. Dabei macht es typische knisternde und knackende Geräusche; daher kommt der Name Crack.
Es gilt als die Droge mit dem *höchsten psychischen Abhängigkeitspotenzial*.

In den USA ist Backpulver typischerweise reines Natriumhydrogencarbonat. In Deutschland sind dem Backpulver noch weitere Substanzen zugesetzt, die es zum Verkochen mit Cocain ungeeignet machen. Hier ist Hydrogencarbonat unter dem Namen Natron frei verkäuflich. Natron wird ebenfalls als Backpulver sowie als Mittel gegen Sodbrennen verwendet.

Die Wirkung von Crack ist ähnlich wie die von normalem Cocain, nur deutlich stärker. Die Rauschwirkung hält nur fünf bis 15 Minuten an. Kurz danach kommt es häufig zu einem heftigen Verlangen nach einem erneuten Rausch. Das Verlangen, Crack erneut zu konsumieren, soll deutlich stärker sein als beim normalen Cocain, was häufig in sogenannten »Binges« münde, also Episoden, in denen ein »rock« nach dem anderen geraucht wird, bis zur völligen körperlichen oder finanziellen Erschöpfung. Dabei ist eine Dosissteigerung aufgrund von *Tachyphylaxie* (▶ Glossar) erforderlich.
Über Crack wird oft geschrieben, dass es bereits beim ersten Konsum abhängig macht. Nach dem Konsum treten sehr ausgeprägte, sehr unangenehme Entzugserscheinungen auf.
Für den fortgesetzten Konsum ist eine typische Nebenwirkung das Auftreten eines *Dermatozoenwahns* (▶ Glossar), aber auch alle anderen Formen drogeninduzierter Psychosen sind häufig.
Gehandelt wird Crack in Form kleiner Klumpen (»rocks«), $\frac{1}{10}$ Gramm kosten etwa 5 Euro. Damit scheint eine Konsumeinheit relativ billig, aufgrund der oft exorbitanten Konsumdosen steigt der Geldbedarf aber rasch in Bereiche, die legal nicht mehr zu bewältigen sind.

9.3 Amphetamine

- Zur Gruppe der Amphetamine gehören mehrere Derivate, die in ihrer Wirkung ähnlich sind, jedoch hat jede einzelne Substanz besondere Eigenarten.
- »Speed« und »Pep« bezeichnen in der Regel Amphetamin, die Stammsubstanz der Wirkstoffklasse der Amphetamine.
- »Ecstasy« ist MDMA (3,4-Methylendioxy-N-methylamphetamin), es wird meist in Tablettenform gehandelt und konsumiert.
- Bei »Meth« oder »Crystal« handelt es sich um Methylamphetamin, dies kann im Unterschied zu Amphetamin auch geraucht werden.
- Amphetamine lösen häufig drogeninduzierte Psychosen aus.

Dieser Abschnitt beschreibt zunächst das, was die Gruppe der Amphetamine verbindet. Danach folgt für jede einzelne Substanz ein gesonderter Abschnitt.

Geschichte

Erstmalig wurde Amphetamin 1887 vom rumänischen Chemiker Lazar Edeleanu an der Humboldt-Universität zu Berlin synthetisiert. Ursprünglich wurde es als Bronchospasmolytikum und zur Gewichtskontrolle verwendet.

1937 wurde das Amphetaminderivat Methamphetamin als Pervitin® in Deutschland patentiert, auf den Markt gebracht und bis 1988 hergestellt. Schnell zeigte sich, dass es effektiv Müdigkeit verdrängt, das Selbstbewusstsein stärkt und euphorisiert.

Im Zweiten Weltkrieg wurde es von Soldaten aller beteiligten Armeen eingesetzt, um die Soldaten wach, motiviert und aggressiv zu halten. 1941 wurde Pervitin in Deutschland unter die Regelungen des »Reichsopiumgesetzes« genommen.

1948 brachte Glaxo-Wellcome in den USA das zentral wirksame D-Enantiomer (▶ Glossar) des Amphetamins (Dextroamphetamin; Dexedrine®) als Mittel gegen ADHS in den Handel.
In den 1950er Jahren erreichte der Amphetaminmissbrauch in Japan enorme Ausmaße, es wurde von über zwei Millionen Konsumenten ausgegangen. Auch in Europa (dort vor allem in Schweden) und den USA stieg die Zahl von Missbrauchsfällen rapide an. 1959 gab es erste Berichte über Konsumenten, die Amphetamine intravenös injizierten. Medikamente, die injizierbare Darreichungsformen enthielten, wurden vom Markt genommen. Erste Fälle von illegal synthetisiertem Amphetamin wurden bekannt.
1970 wurde Amphetamin in den USA, außer für den therapeutischen Gebrauch, verboten; dies betraf Handel, Besitz und Herstellung.
1981 wurden auch in Deutschland Handel, Besitz und Herstellung ohne Genehmigung verboten.
1994 brachte Shire Pharmaceuticals in den USA Adderall® (Amphetaminsalzgemisch) als Mittel gegen ADHS auf den Markt.
Heute wird Amphetamin aufgrund seines Suchtpotenzials weltweit nur noch zur Behandlung der Narkolepsie und der Aufmerksamkeitsdefizit-/Hyperaktivitätsstörung (ADHS) eingesetzt. In Deutschland wird zumeist nicht das Amphetamin selbst rezeptiert, sondern im Falle der Narkolepsie das wirkungsähnliche aber chemisch nicht amphetaminartige Modafinil, bei ADHS das wirkungsähnliche Methylphenidat.
Seit 2011 ist in Deutschland mit Dexamfetamin (Attentin®) allerdings auch wieder ein D-Amphetamin zur Behandlung der ADHS bei Kindern und Jugendlichen verschreibungsfähig. Alle genannten Substanzen werden auf speziell kontrollierten Betäubungsmittelrezepten verordnet.
Darüber hinaus spielen Amphetamine schon länger eine Rolle als Dopingmittel.

Illegale Synthese

Früher wurden Amphetamin und Methylamphetamin aus frei verkäuflichen Grundchemikalien synthetisiert. Diese unterliegen inzwischen weltweit einer erhöhten Beobachtung. Daher wird inzwischen eher auf Ausgangssubstanzen zurückgegriffen, die weiterhin frei verkäuflich sind, wie bestimmte Nasentropfen oder Substanzen, deren Handel nicht wirksam kontrollierbar ist, wie bestimmte Industriereiniger oder Autozubehörteile, die Vorstufen der Amphetamine enthalten.

Die Synthesewege wechseln immer wieder, sie gelten aber allesamt nicht als besonders hohe Kunst. Aufgrund der hohen Gewinnspannen versuchen sich zahllose Garagenlabors in der Herstellung. Qualität, Reinheit und Sicherheit der Produkte sind entsprechend unterschiedlich.

Pharmakologie

Der wesentliche *pharmakodynamische* (► Glossar) Effekt, der allen Amphetaminen gemeinsam ist, ist eine *erhöhte Freisetzung von Noradrenalin und Dopamin*. Diese Wirkung erklärt sich durch die chemische und pharmakologische Ähnlichkeit der Amphetamine mit dem Adrenalin. Das Verhältnis liegt bei etwa 3,5 Teilen Noradrenalin zu einem Teil Dopamin. Zu einer wesentlichen Ausschüttung von Serotonin kommt es nicht.

Amphetamine werden über einen aktiven Transporter in die präsynaptische Zelle aufgenommen. Dort verursachen sie die Freisetzung der Transmitter Noradrenalin und Dopamin in den synaptischen Spalt mittels einer Richtungsumkehr des membranständigen Transporters (Inversion). Diese Transmitterfreisetzung erfolgt, im Gegensatz zum Prinzip der Wiederaufnahmehemmung bestimmter antidepressiver Medikamente, unabhängig von einem Signalimpuls der Zelle.

Wiederholte Aufnahme von Amphetaminen in kurzer Zeit führt zu einer deutlichen Toleranzentwicklung durch *Tachyphylaxie* (► Glossar). Die Speichervesikel in den Neuronen erschöpfen sich nach mehrmaliger Stimulation, sodass nach Eintritt der Tachyphylaxie kein Noradrenalin und Dopamin mehr zur Verfügung steht. Die Tachyphylaxie endet erst einige Stunden später, wenn sich die Neurotransmittervesikel wieder mit Neurotransmittern gefüllt haben.

Verwendung als Droge

Amphetamine erlebten während der Blütezeit der Techno-Szene eine Renaissance. Doch ihre Verbreitung ging nicht mit der Acid- und House-Musik gemeinsam weitgehend unter, sondern erlebte eher eine weitere Ausdehnung. Immer noch ist ein Schwerpunkt der illegalen Verwendung die Party- und Disco-Szene, inzwischen allerdings mit anderer Musik.
Dazu ist Berichten zufolge auch die häufigere Verwendung zur Leistungssteigerung gekommen, etwa bei Studenten, Schichtarbeitern oder in Berufen, in denen es auf eine hohe Leistung ankommt. Meiner eigenen Beobachtung nach ist diese Gruppe aber weiterhin wesentlich kleiner als die Szene der überwiegend polytoxikomanen (► Glossar) Konsumenten der Party-Szene. Vielleicht findet diese Gruppe aber auch eher ins psychiatrische Krankenhaus, auf das sich meine eigenen Beobachtungen beschränken.
Ins medizinische System führen Substanzen aus der Gruppe der Amphetamine aus unterschiedlichen Gründen wie z. B.:

- *Erschöpfungszustände und Dehydratationen* nach langen Partynächten (früher sehr häufig)
- *drogeninduzierte Psychosen* (sehr häufig)
- *Mischintoxikationen* mit Alkohol und anderen Substanzen
- drogeninduzierte *Erregungszustände* mit Eigen- oder Fremdgefährdung
- *Herzrhythmusstörungen*
- *schwere Herzerkrankungen* (inzwischen sind mehrere Fälle bei jungen Konsumenten bekannt, einige davon brauchen eine Herztransplantation oder ein künstliches Herz)

- zum geplanten *Entzug* von Amphetaminen (oft in Kombination mit anderen Substanzen)

9.3.1 Amphetamin: Speed, Pep

Das eigentliche Ur-Amphetamin ist das *Alpha-Methylphenethylamin*, das auf dem illegalen Markt unter den klassischen Namen »Speed« oder »Pep« firmiert. Das klassische Amphetamin wird am häufigsten als *Pulver* konsumiert. Es wird im Allgemeinen mit einem zu einem Ziehröhrchen geformten Geldschein oder ähnlichem durch die Nase gesnieft. Dies führt zu einer schnellen Anflutung und einem Kick. Alternativ kann Amphetamin auch in *Tablettenform* konsumiert werden. Das führt zu einer langsameren Anflutung und einer längeren Wirkdauer. Die Bioverfügbarkeit bei oraler Aufnahme liegt bei etwa 25 %. Es ist auch möglich, Amphetamin *intravenös* zu injizieren, dies ist in dieser Szene aber eher ungewöhnlich. Es ist nicht möglich, Amphetamin zu rauchen, da sein Siedepunkt so hoch liegt, dass die Substanz zuvor durch die Hitze zerstört würde.

Der Preis liegt in Europa zwischen 5 und 30 Euro pro Gramm, was einem Preis pro Konsumeinheit von vielleicht 2 bis 15 Euro entspricht.

Da die Wirkung von Amphetaminen lange anhalten kann, ist es verbreitet, am Morgen, wenn man schlafen möchte, sedierende Medikamente wie Diazepam oder sedierende Drogen wie THC zu konsumieren (»herunterrauchen«). Gerade die Mischung aus aufputschenden Amphetaminen und sedierenden Benzodiazepinen, gegebenenfalls zusätzlich noch THC und Alkohol, kann gefährlich werden.

9.3.2 MDMA

Ecstasy ist der gängige Name für MDMA (3,4-Methylendioxy-N-methylamphetamin). Es gibt eine Reihe von weiteren Namen für MDMA, etwa »EVE«, »ADAM«, »Paradise« und etliche andere. Typischerweise enthält »Ecstasy« MDMA, es können aber auch eine ganze Reihe anderer chemisch verwandter Substanzen darin sein, etwa Coffein, Amphetamin oder andere.

Ecstasy verbreitete sich rapide mit den House-, Acid- und Technopartys. Es wird als *Tablette* verkauft und oral eingenommen.

Der Preis liegt üblicherweise bei 5 bis 10 Euro pro Tablette. In über 90 % wird MDMA als Tablette geschluckt, es kann aber auch *gesnieft*, *geraucht* oder *injiziert* werden. Form und Farbe der Tabletten sind Schmuckwerk und geben keine Information über den genauen Inhalt.

9.3.3 Methamphetamin

Die Substanz Methamphetamin ist chemisch N-Methylamphetamin. In Deutschland ist es unter den Namen »**Meth**«, »**Crystal**« oder »**Crystal Meth**« bekannt. Es macht einen großen Unterschied, ob man Methamphetamin oral in Tablettenform zu sich nimmt oder die kristalline Form raucht.

Im Zweiten Weltkrieg wurde es in Deutschland unter dem Präparatenamen Pervitin® verwendet (»Panzerschokolade, Hermann-Göring-Pillen«).

Inzwischen hat das kristalline Methamphetamin die größte Bedeutung. Es kann *geschluckt*, *geschnupft*, *geraucht* oder *intravenös* injiziert werden, mit zunehmendem Abhängigkeitspotenzial.

In Deutschland wird Methamphetamin meist gesnieft oder in einer Pfeife (»Icepipe«) geraucht. Geraucht gelangt die Droge schnell in den Blutkreislauf und ruft hier einen stärkeren Kick mit kürzerer

Dauer als bei nasaler Einnahme hervor. Methylamphetamin wirkt geschnupft innerhalb von 10, geschluckt nach ca. 30 Minuten.
Eine weitere Konsumform ist die Injektion. Diese geht mit einem besonders hohen Risiko starker Abhängigkeit einher. Hinzu kommen die Risiken möglicher Infektionen und Verunreinigungen.
Auf dem europäischen illegalen Markt wird Methamphetamin oft unter dem Namen »*Crystal*« oder »*Crystal Speed*« angeboten. In den USA wird die Droge zumeist als »*Crank*«, »*Meth*« oder »*Crystal Meth*« bezeichnet. In Neuseeland ist die Droge als »*Pee*« bekannt. In Thailand wird es als »*Yabaa*« oder »*Jaba*« bezeichnet und hat Heroin als meist benutzte Droge abgelöst. In Südafrika wird Methamphetamin als »*TIK*« bezeichnet, Grund ist das »Tick«-Geräusch, das entsteht, wenn die Droge in einer Glaspfeife geraucht wird.

Wer eine Ahnung davon bekommen möchte, wie die Uhren in der Dealer-Szene für Crystal Meth ticken, der sollte sich die großartige amerikanischen Fernsehserie »Breaking Bad« nicht entgehen lassen. Die ist natürlich keine realistische Reportage, aber sie erweitert den Horizont schon mal in die richtige Richtung.

Es gibt ein Buch über die Krankheiten Adolf Hitlers. Dieser hatte zum einen vermutlich einen Morbus Parkinson, zum anderen war er mit einiger Wahrscheinlichkeit abhängig von Methamphetamin. Das Buch »Medical Casebook of Adolf Hitler« von Leonard und Renate Heston vertritt sehr nachvollziehbar die Theorie, dass Hitler zunächst immer häufiger Pervitin-Tabletten konsumierte. Spätestens ab 1942 soll er Methamphetamin von seinem Leibarzt jeden Morgen, später sogar mehrfach täglich, intravenös gespritzt bekommen haben. Dazu passen die Beschreibungen, dass Hitler sich sofort nach den Spritzen »frisch« und sehr wach gefühlt habe, nachts am ehesten mit Barbituraten schlafen konnte sowie die Beobachtungen, dass er sehr häufig große Mengen von in Goldfolie verpackten Tabletten zu sich genommen habe und schließlich auch ein gewisser Teil der Verhaltensauffälligkeiten, wie Größenwahn, paranoides Denken und engstirnige, unverrückbare Aggressivität.

Weblinks

Ausführliche Informationen zu Ecstasy: www.ecstasy-info.de

Interessanter Spiegel.TV-Beitrag aus dem Jahr 2008 zu Crystal: www.youtube.com/watch?v=_u-S8-t4DrY

9.4 Cannabis

- Cannabis ist in den harzigen Blüten und den blütennahen Blättern weiblicher Hanfpflanzen enthalten. Die getrockneten und zerkleinerten Blüten und Blätter heißen Marihuana oder umgangssprachlich »Gras«. Das extrahierte und gepresste Harz heißt Haschisch, es kann zu Haschischöl weiterverarbeitet werden.
- Delta-9-Tetrahydrocannabinol (THC), der Hauptwirkstoff der Cannabinoide, ist ein Agonist an den endogenen Cannabinoidrezeptoren.
- Cannabinoidrezeptoren vermitteln eine Schmerzlinderung, Abnahme von Übelkeit, Angstlinderung, vermehrten Appetit u. Ä.
- Regelmäßiger Cannabiskonsum begünstigt das Entstehen von Psychosen.

Geschichte

Cannabis wurde schon vor mehreren tausend Jahren in China und in Indien beschrieben. In Europa spielte es im Mittelalter eine prominente Rolle in der pflanzlichen Heilkunde. Ab dem 16. Jahrhundert wurde es in vielen Kräuterbüchern gegen Rheuma, Atemwegserkrankungen und andere Leiden empfohlen. Es spielte eine Rolle als Opiumersatz. Im 19. Jahrhundert wurde es auch gegen Migräne, Schlafstörungen und Krämpfe eingesetzt. Zwischen 1842 und 1900 war Cannabis in Amerika das am häufigsten verwendete Schmerzmittel und machte damals die Hälfte aller verkauften Medikamente aus. Erst als 1898 Acetylsalicylsäure (Aspirin®) und im Folgenden weitere nebenwirkungsärmere Schmerzmittel auf den Markt kamen, ging die Bedeutung von Cannabis für diese Indikation zurück. Ab etwa 1950 wurde Cannabis weltweit verboten.

Pharmakologie

Das menschliche Gehirn verfügt über Cannabinoidrezeptoren. Das bedeutet, dass es auch endogene Cannabinoide gibt. Der Cannabinoidrezeptor ist ein transmembranöser G-Protein-gekoppelter Rezeptor, der die intrazelluläre Adenylatcyclaseaktivität hemmt. Endogene Cannabinoide wie z. B. Anandamid werden beispielsweise bei Stress vermehrt im Mittelhirn ausgeschüttet und bewirken eine opiatunabhängige, stressinduzierte Schmerzhemmung. Ferner werden über endogene Cannabinoide folgende *Wirkungen* vermittelt: Hypothermie, motivationale Wirkungen (Suchtverhalten), vermehrter Appetit, verminderte Übelkeit, Angstminderung und eine Verminderung der Knochenmasse.

Klinischer Einsatz

Inzwischen gibt es in vielen Ländern eine medizinische Ausnahmegenehmigung bei sehr speziellen Krankheitsbildern. In Deutschland ist inzwischen mit Sativex® eine Fertigarznei zur Behandlung nicht anders beherrschbarer *Spastiken im Rahmen einer Multiplen Sklerose* zugelassen. Darüber hinaus kann Sativex® im Rahmen der Off-Label-Verordnung (► Glossar) bei *tumorbedingter Übelkeit* und *nicht anders behandelbaren Schmerzen* eingesetzt werden. Es gibt in Deutschland allerdings nicht viele Ärzte, die von Cannabis als Therapeutikum Gebrauch machen.

Illegaler Konsum

Cannabis wird überwiegend *geraucht*. Die Wirkung kann je nach Konsument, Situation, emotionaler Ausgangslage und Reinheit des Stoffes sehr unterschiedlich sein. Überwiegend wird eine beruhigende, entspannende Wirkung angestrebt. Oft wird eine Öffnung der Sinne und Bewusstseinserweiterung beschrieben. Von außen betrachtet handelt es sich hierbei allerdings eher um pseudophilosophische Scheintiefen und Störungen des formalen Gedankenganges.

Unerwünschte Wirkungen

Es ist unstrittig, dass der regelmäßige Konsum von Cannabis das *Auftreten von Psychosen* begünstigen kann. Diese sehr ernsthafte Wirkung wird unter Konsumenten allerdings wenig problematisiert, hier gilt Cannabis eher als natürliche und schonende Droge.

Körperliche Entzugsbeschwerden sind oft gar nicht vorhanden, allenfalls milde ausgeprägt und würden es kaum jemandem erschweren, mit dem Konsum aufzuhören. Aber auch von Cannabis gibt es eine deutliche psychische Abhängigkeit, die weitaus problematischer ist.

Der dauerhafte Konsum von Cannabis kann das sogenannte »*Amotivationale Syndrom*« auslösen. Unter dem Amotivationalen Syndrom versteht man eine typische Folgestörung von chronischem Cannabiskonsum. Der Betroffene entwickelt ein allgemeines Desinteresse, zieht sich mehr und mehr in seine Innenwelt zurück und lässt die Anforderungen des Alltages, des Berufes und der sozialen Verpflichtungen immer mehr »schleifen«. In Gesprächen tritt typischerweise eine Art »Scheintiefsinn« auf; die Sorgfalt und Zielstrebigkeit des Gedankenganges nehmen ab.

9.5 Gamma-Hydroxybuttersäure

Gamma-Hydroxybuttersäure (GHB)

- oft irreführend als »Liquid Ecstasy« bezeichnet, ist eine neue Droge, die billig und unkompliziert über das Internet bestellt werden kann.
- wirkt dosisabhängig erst berauschend, bei höherer Dosierung sedierend.
- ist als »date rape drug« (»Vergewaltigungsdroge«) bekannt geworden, da es zusätzlich zu einer tiefen Sedierung angeblich eine Erinnerungslücke verursachen kann.
- hat ein hohes Abhängigkeitspotenzial.
- verursacht Psychosen sowie mögliche Entzugsdelirien, die typischerweise durch sehr schwere Krankheitssymptome gekennzeichnet sind.

»Liquid Ecstasy« ist weder chemisch noch pharmakologisch mit Ecstasy verwandt, auch die Wirkung ist ganz anders. Die Namensgleichheit ist ausschließlich ein Verkaufsargument.

Geschichte

Liquid Ecstasy, oder chemisch korrekt Gamma-Hydroxybuttersäure (GHB), wurde besonders in den 1960er und 1970er Jahren als Narkotikum verwendet. Auch heute noch wird es bei Kaiserschnittentbindungen eingesetzt, da es nicht plazentagängig ist. Auch ist es noch verschreibungsfähig zur Behandlung der Narkolepsie. Die Verwendung in der Medizin ist in den letzten Jahren aber sehr stark rückläufig.

Umso mehr Bedeutung hat die Substanz auf dem Drogenmarkt gewonnen. Das liegt zum einen daran, dass GBL ein in der Industrie häufig verwendetes und offenbar unabkömmliches Reinigungsmittel ist, das im Internet sehr preiswert zu beziehen ist. Man muss nicht lange googlen, um einen Anbieter zu finden. So kostet bei einer Firma, die es aus Holland verkauft, der Liter 80 Euro. Im Körper wird GBL direkt in GHB umgewandelt. 1000 ml ergeben 500 bis 1000 Dosen, macht einen Preis von 8 bis 16 Cent pro Dosis.

Pharmakologie

In niedrigeren Dosen wirkt es zunächst etwa wie Alkohol, was nicht verwundert, da es chemisch ganz ähnlich wie Alkohol die Wirkung am GABA-Rezeptor verstärkt. Beschrieben werden eine *Euphorisierung, soziale Öffnung* bis hin zur *Enthemmung*. Manchmal wird auch eine *aphrodisierende Wirkung* beschrieben. In höheren Dosen kommt dann eine starke *Sedierung* hinzu. Bei zu hoher Dosierung kann es zu einem komatösen Zustand kommen, aus dem die Betroffenen teilweise kaum erweckbar sind. Für diese Zeit kann eine Erinnerungslücke (*anterograde Amnesie*, ▶ Glossar) bestehen. Daher ist GHB als »date rape drug« in die Presse gekommen, es hat bewiesene Fälle gegeben, in denen Opfer nach Verabreichung von GHB sexuell missbraucht worden sind.

10 Gerontopsychiatrie

In der Kinderheilkunde wird oft gesagt, dass Kinder keine kleinen Erwachsenen sind. Man kann nicht einfach die Dosierungen reduzieren und ansonsten so verfahren wie bei Erwachsenen. Das gilt auch für alte Menschen: Sie sind nicht einfach nur alte Erwachsene. Sie haben andere Erkrankungen, andere Stoffwechselgeschwindigkeiten und andere Bedürfnisse.

10.1 Wasser

- Das wichtigste Medikament in der Gerontopsychiatrie ist Wasser.
- Ein wesentlicher Anteil der unklaren Verwirrtheitszustände im Alter ist auf einen Flüssigkeitsmangel zurückzuführen.
- Ursachen für einen Flüssigkeitsmangel können z. B. ein vermindertes Durstgefühl, verminderte Flüssigkeitsaufnahme trotz Durstgefühl, Fieber oder Durchfall sein.
- Bei der Flüssigkeitssubstitution sind die Laborwerte der Blutsalze im Auge zu halten.

Alte Menschen werden oft aufgrund eines »Verwirrtheitszustandes« in die Gerontopsychiatrie aufgenommen. Dieser kann Menschen betreffen, die zuvor – zumindest im gewohnten Lebensumfeld – gut zurechtgekommen sind, oder Menschen, die bereits vor der Krankenhausaufnahme eine mehr oder weniger ausgeprägte Demenz hatten, die sich nun akut verschlechtert hat. Manchmal geht so ein Verwirrtheitszustand auch mit psychotischem Erleben einher, z. B. der irrealen Angst, bestohlen worden zu sein. Bisweilen ergibt sich auch ein fremdaggressives Verhalten.

Die Aufgabe des Arztes ist es nun, die **Ursachen** dieser plötzlichen Verschlechterung herauszufinden und nach Möglichkeit zu behandeln.
Häufig besteht bei Patienten mit dieser Symptomatik eine *Exsikkose* (► Glossar). Es ist allgemein bekannt, dass bei alten Menschen das Durstempfinden abnehmen kann – eine häufige Ursache hierfür. Ein weiterer häufiger Grund ist, dass bei vorhandenem Durstempfinden zu wenig Flüssigkeit aufgenommen wird, z. B. bei eingeschränkter Beweglichkeit. Durchfallerkrankungen, große Hitze oder ein unbehandelter Diabetes sind andere häufige Gründe.
Zudem gibt es eine *sekundäre Exsikkose.* Wenn jemand aus anderen Gründen, z. B. einem fieberhaften Infekt, verwirrt ist, dann ist es sehr wahrscheinlich, dass er spätestens jetzt nicht mehr genug trinkt; bei ja sogar noch gesteigertem Flüssigkeitsbedarf.
Die **Therapie** besteht zum einen darin, den Körper unter kontrollierten Bedingungen wieder mit genügend Flüssigkeit zu versorgen. Dafür empfiehlt man in jedem Falle, dass der Betroffene genug trinken solle und dass Angehörige und Pflegende häufig etwas zu trinken anbieten. Das allein reicht manchmal, aber es ist kein verlässlicher Weg. Der einzig sichere Weg besteht im Legen einer *Infusion* und in der *bilanzierten Flüssigkeitszufuhr.* Hierfür ist allerdings eine *Laboruntersuchung* erforderlich. Liegt eine ausgeprägte Hyponatriämie vor, kann eine zu schnelle Infusionstherapie mit natriumhaltigen Infusionslösungen Komplikationen bis hin zum Hirnödem verursachen. Auch eine Hypokaliämie muss kontrolliert ausgeglichen werden.
Zum anderen sind natürlich **ursächliche Behandlungen** *zusätzlich bestehender Krankheiten* oder Komplikationen erforderlich. Finden sich Zeichen eines fieberhaften bakteriellen Infektes, ist eine Antibiotikatherapie erforderlich. Besteht eine wahnhafte Symptomatik, gibt man ein niedrig dosiertes Neuroleptikum. Eine gründliche körperliche Untersuchung, eine solide Laboruntersuchung sowie die Bestimmung von Blutdruck und Puls gehören selbstverständlich

zu den notwendigen Untersuchungen am Aufnahmetag, auch am Wochenende. Ein EKG sollte spätestens am ersten Werktag folgen; besteht klinisch der Verdacht auf eine Herzerkrankung, ist das EKG sofort erforderlich.

10.2 Eindosierung von Medikamenten

Eine der einfachsten und zugleich wichtigsten Regeln in der Gerontopsychiatrie lautet: »Start low and go slow!«

Diese Regel besagt, dass man alle Medikamente in der Gerontopsychiatrie *langsam und vorsichtig eindosieren* soll. Das kann manchmal eine Umstellung sein. Einem jungen Erwachsenen kann man manchen Wirkstoff ab dem ersten Tag in einer wirksamen Dosis geben und er verträgt ihn problemlos. Derselbe Wirkstoff kann in einer weit niedrigeren Dosis für einen alten Menschen schon zu hoch dosiert sein, und der Patient reagiert mit ausgeprägten Nebenwirkungen.

Oft hilft es, wirklich sehr niedrige Dosen zu verordnen und täglich um winzige Schritte zu steigern, bis eine ausreichende Wirkung zu verzeichnen ist.

Die Ursache liegt zum einen in der *größeren Empfindlichkeit* älterer Menschen gegenüber Medikamenten, zum zweiten in der *geringeren Metabolisierungs- und Ausscheidungsrate* der eingesetzten Substanzen.

Ältere Menschen haben auch häufiger eine oder mehrere *Begleiterkrankungen*, die relative oder absolute Kontraindikationen sind. Damit einhergehen auch Wechselwirkungen der Psychopharmaka mit den Medikamenten, die bereits wegen der bestehenden körperlichen Erkrankungen eingenommen werden.

Psychiater müssen deshalb zwei verschiedene Dosisbereiche für jedes Medikament im Kopf haben. Einen für junge, gesunde Erwachsene und einen für geriatrische Patienten.
Ich selbst verwende z. B. Risperidon in der Erwachsenenpsychiatrie in Dosierungen zwischen 2 und 4 mg, manchmal sogar bis zu 6 mg am Tag. In der Gerontopsychiatrie verwende ich 0,25 bis 2 mg pro Tag, eine besonders hohe Dosis sind hier 3 mg pro Tag.

Wahnhafte Symptomatik bei Demenz

Der 81-jährige Herr A. kommt unter dem Bild einer beginnenden Demenz mit wahnhaften Symptomen zur Aufnahme. Er sei seit Monaten vergesslicher, komme aber in seiner Wohnung mit einigen Hilfen noch gut zurecht. Zuletzt habe er aber zunehmend behauptet, fremde Menschen seien in seiner Wohnung und er werde bestohlen. Neben der Diagnostik der Demenz wird Risperidon in der relativ niedrigen Dosis von 0,5-0-0,5 mg verordnet. Bereits nach wenigen Tagen zeigt der Patient einen ausgeprägten Parkinsonismus, depressive Gedanken und eine deutliche Verschlechterung des Allgemeinzustandes. Risperidon wird abgesetzt und durch Olanzapin in einer Dosis von 5 mg pro Tag ersetzt. Dies verträgt Herr A. gut, die Nebenwirkungen klingen rasch ab, die psychotischen Symptome hören nach etwa zehn Tagen auf, sodass Herr A. mit einer etwas intensivierten ambulanten Betreuung wieder in seine eigene Wohnung entlassen werden kann.

Sehr hilfreich ist die PRISCUS-Liste mit typischerweise in der Gerontopsychiatrie problematischen Substanzen und möglichen unproblematischeren Austauschsubstanzen: http://priscus.net/download/PRISCUS-Liste_PRISCUS-TP3_2011.pdf (Stand: Februar 2011).

10.3 Therapie des Delirs im Alter

Delirien sind im Alter häufig. Das Delir stellt eine ätiologisch unspezifische Funktionsstörung des Gehirns dar, die durch zahlreiche unterschiedliche delirogene Noxen über verschiedene pathogenetische Mechanismen verursacht werden kann. Hierzu gehören Hypoxie, Hypoglykämie, Exsikkose, Hyponatriämie, Infekte, anticholinerge oder dopaminerge Medikamente und andere. Differenzialdiagnostisch sind immer auch Entzugsdelirien zu bedenken.
Beim Delir im Alter steht eine ursächliche Therapie ganz im Vordergrund. Eine zusätzliche symptomatische Behandlung mit Antipsychotika kann ebenfalls sinnvoll sein. Bei alten Patienten treten allerdings die möglichen Nebenwirkungen sehr viel häufiger und stärker hervor als bei jüngeren Patienten. Die FDA hat 2008 eine allgemeine Warnung vor dem Einsatz von Antipsychotika bei Demenzen ausgesprochen (▸ Link unten).
Die pathophysiologische Grundlage der antipsychotischen Behandlung des Delirs ist die theoretische Annahme, dass die dopaminerge gegenüber der cholinergen Neurotransmission relativ überwiegt. Die übermäßige Dopaminwirkung soll durch Antipsychotika gemildert werden (Drach 2014).
Einen festen Platz hat hier das Haloperidol (▸ Kap. 3.3.5), das aber auch besonders nebenwirkungsreich ist. Alternativ kommen Atypika wie Quetiapin und Risperidon in Betracht. Die Therapieentscheidung muss immer individuell abgewogen werden.

Literatur und Weblink

Drach L. Symptomatische Psychopharmakotherapie des Delirs im Alter. Psychopharmakotherapie 2014; 21: 56–63.

FDA-Warnung vor dem Einsatz von Antipsychotika bei Demenzen (Juni 2008): www.fda.gov/drugs/drugsafety/postmarketdrugsafetyinformationforpatientsandproviders/ucm107211.htm

10.4 Antidementiva

Antidementiva

- mit nachgewiesener Wirkung sind die drei Acetylcholinesterasehemmer
  - Galantamin (z. B. Reminyl®),
  - Donepezil (z. B. Aricept®) und
  - Rivastigmin (z. B. Exelon®)

  sowie der NMDA-Antagonist
  - Memantin (z. B. Axura®).
- wirken durch eine Veränderung der Neurotransmission und können so im günstigsten Fall die Symptomatik lindern.
- können das Fortschreiten der Krankheitsschwere für eine gewisse Zeit hinauszögern.
- wirken nicht ursächlich und verhindern nicht die der Krankheit zugrunde liegende Neurodegeneration.

10.4.1 Einteilung

Folgende drei der vier aktuell verfügbaren Wirkstoffe gehören zur Gruppe der **Acetylcholinesterasehemmer**:

- Galantamin
- Donepezil
- Rivastigmin

Der vierte Wirkstoff ist der **NMDA-Antagonist** *Memantin*.

10.4.2 Wirkprinzipien

Die vier oben genannten Wirkstoffe wirken nachweislich auf die Kernsymptomatik bestimmter Demenzformen (Demenz vom Alzheimer-Typ, Parkinson-Demenz, Lewy-Body-Demenz) positiv.
Es gibt bislang keine ursächlich wirksamen Medikamente, die den degenerativen Krankheitsprozess aufhalten oder verändern. Solche Medikamente mögen sich in der Entwicklung befinden, die aktuell zur Verfügung stehenden Medikamente sind es nicht.

Acetylcholinesterasehemmer

Die drei Acetylcholinesterasehemmer (Galantamin, z. B. Reminyl®; Donepezil, z. B. Aricept®; Rivastigmin, z. B. Exelon®) helfen, mit dem wenigen Acetylcholin, das bei der Demenz vom Alzheimer-Typ noch vorhanden ist, etwas länger und besser auszukommen. Sie sind zur Behandlung der *leichten bis mittelschweren Alzheimer-Demenz* zugelassen und in Gebrauch.
Die Wirkung der Acetylcholinesterasehemmer ist dosisabhängig. In Abhängigkeit von der Verträglichkeit sollte die Aufdosierung bis zur zugelassenen Maximaldosis erfolgen.

Dosierung

- *Donepezil:* 10 mg/Tag
- *Rivastigmin:* 12 mg/Tag oder 9,5 mg/24 Stunden als Pflasterapplikation
- *Galantamin:* 24 mg/Tag

Es wurde nachgewiesen, dass in einer Dosierung unterhalb der Maximaldosis Donepezil ab 5 mg, Galantamin ab 16 mg und Rivastigmin ab 6 mg oral wirksam ist.

NMDA-Antagonist

Auch der NMDA-Antagonist (Memantin, z. B. Axura®) setzt ausschließlich bei der Neurotransmission an. Es ist für *moderate bis schwere Demenzen* zugelassen.

10.4.3 Therapie

Die Indikationen und Wirkweise der Antidementiva erscheinen einem zunächst einmal kompliziert und unklar: Wann soll ich denn nun was geben und wirkt das überhaupt?
Ziemlich viel Klarheit bringt die S3-Leitlinie »Demenzen« aus dem Jahr 2009 (► Link auf S. 238).
Die Kurzform lautet in etwa so: Die pharmakologische Behandlung einer Demenz unterscheidet sich ganz wesentlich in Abhängigkeit davon, um welche Form der Demenz es sich handelt.
Zur Rekapitulation, es gibt die

- Alzheimer-Demenz (mit 60 % am häufigsten),
- gemischte Demenz (die vaskulär bedingte und Alzheimer-typische Merkmale aufweist),
- vaskuläre Demenz (in Reinform, ohne Alzheimer-Anteile),
- frontotemporale Demenz (Morbus Pick),
- Lewy-Körperchen-Demenz,
- Parkinson-Demenz sowie
- andere Demenzen.

Morbus Alzheimer

Der Morbus Alzheimer ist mit 60 % *die häufigste Demenzform*. Ab dem 60. Lebensjahr steigt die Prävalenz über alle Altersstufen kontinuierlich an, von den 85-Jährigen sind bereits 20 % betroffen. Im Krankheitsverlauf atrophiert die Hirnmasse zunehmend durch das Absterben von Neuronen. Dies zeigt sich betont am medialen

Temporallappen und am Hippocampus. Es kommt zu einer Erweiterung der Seitenventrikel. Im histologischen Präparat, das aber naturgemäß erst nach dem Tod zur Diagnostik herangezogen werden kann, zeigen sich die für den Morbus Alzheimer typischen und pathognomonischen *senilen Plaques* und *fibrillären Ablagerungen*. Die Proteinablagerungen der Plaques bestehen im Wesentlichen aus Beta-Amyloid. Die intrazellulär gelegenen Neurofibrillenbündel bestehen aus dem Tau-Protein. Dieses aggregiert zu Fibrillen, wenn es besonders stark phosphoryliert ist.
Außerdem wird der Botenstoff *Acetylcholin* nicht mehr in ausreichenden Mengen produziert. Eine Ursache (von mehreren) ist, dass die Aktivität des Enzyms Cholinacetyltransferase im Nucleus basalis Meynert vermindert ist. Dieses Enzym synthetisiert Acetylcholin aus Acetyl-CoA und Cholin. Der Mangel an Acetylcholin führt zu einer allgemeinen Leistungsschwächung des Gehirns.
Donepezil, **Galantamin** und **Rivastigmin** sind Acetylcholinesterasehemmer. Daher verwundert es nicht, dass diese beim Morbus Alzheimer wirken, denn durch die Hemmung des Abbaus von Acetylcholin steigt dessen zerebrale Verfügbarkeit. Auch der NMDA-Antagonist **Memantin** ist beim Morbus Alzheimer wirksam.

Differenzialindikation

Es gibt im Rahmen der Behandlung der leichten bis mittelschweren Alzheimer-Demenz keine ausreichende Evidenz für die Überlegenheit einer antidementiven Substanz gegenüber einer anderen. Daher gibt es keine Kriterien für einen differenziellen Einsatz dieser Substanzen. Die Auswahl richtet sich nach Applikationsart, individueller Verträglichkeit und Kosten.
Alle vier verfügbaren Antidementiva können die Symptomatik lindern und etwas verzögern. Dies kann in vielen Situationen bereits ein großer Gewinn sein.

Gemischte Demenz

Die gemischte Demenz ist eine Mischung aus Alzheimer-Demenz und vaskulärer Demenz. Daher wirken auch hier alle vier vorgestellten Antidementiva, die auch beim Morbus Alzheimer wirken.

Vaskuläre Demenz

Bei der Therapie der reinen vaskulären Demenz stehen gefäßprotektive Ansätze im Vordergrund.
Die Leitlinie empfiehlt daher nicht den Einsatz von Antidementiva, die bei der rein vaskulären Demenz auch nicht indiziert sind. Oft kann man aber gerade bei der vaskulären Demenz die Grenze zu einer gemischten Demenz nicht ganz sicher ziehen. Daher unternehmen viele Ärzte einen Therapieversuch mit einem Antidementivum, auch wenn der Off-Label-Gebrauch (▸ Glossar) verschiedene Probleme mit sich bringt.

Frontotemporale Demenz

Auch für Patienten mit einer frontotemporalen Demenz (Morbus Pick) spricht die Leitlinie keine Empfehlung für ein Antidementivum aus.
Bei diesem Krankheitsbild spielen *verhaltensmodulierende Interventionen* eine besondere Rolle, daher werden im Rahmen einer frontotemporalen Demenz häufig **Sedativa** und **Neuroleptika** eingesetzt.

Parkinson-Demenz

Die Parkinson-Demenz ist ebenso wie die Demenz vom Alzheimer-Typ durch einen funktionellen Mangel an Acetylcholin gekennzeichnet. Für die Behandlung der Parkinson-Demenz im leichten bis mittleren Stadium ist **Rivastigmin** zugelassen und zu empfehlen.

Lewy-Körperchen-Demenz

Es liegen keine evidenzbasierten Empfehlungen für den Einsatz eines Antidementivums vor.
Wichtig in der Behandlung der Lewy-Körperchen-Demenz ist, *keine* **typischen Neuroleptika** zu verordnen und auch **atypische Neuroleptika** nur mit großer Vorsicht einzusetzen, da beide mit einer deutlich erhöhten Wahrscheinlichkeit zu EMPS führen können.

10.4.4 Wirkstoffe

Galantamin

Galantamin

- ist ein Antidementivum aus der Klasse der Acetylcholinesterasehemmer.
- wurde unter dem Namen Reminyl® auf den Markt gebracht.
- ist zugelassen für die Behandlung der leichten bis mittelgradigen Demenz vom Alzheimer-Typ.

Galantamin ist ein Pflanzenalkaloid, das aus dem Kleinen Schneeglöckchen, dem Kaukasischen Schneeglöckchen sowie einigen Narzissenarten, wie der Gelben Narzisse (Osterglocke), gewonnen werden kann.
Erstmals isoliert wurde es 1953 aus den Zwiebeln des Kaukasischen Schneeglöckchens. Heutzutage wird der Wirkstoff synthetisch hergestellt.

Dosierung

- *Beginn der Behandlung:* 8 mg Galantamin retard einmal täglich morgens zum Essen.
- *nach vier Wochen (bei guter Verträglichkeit):* 16 mg
- *nach weiteren vier Wochen:* Steigerung auf 24 mg möglich

Mein persönliches Fazit

Bei der Alzheimer-Demenz verwende ich Galantamin gerne, weil es leicht zu dosieren ist. Außerdem habe ich die Erfahrung gemacht, dass es gut verträglich ist.

Donepezil

Donepezil

- ist ein Antidementivum aus der Klasse der Acetylcholinesterasehemmer.
- wurde unter dem Namen Aricept® auf den Markt gebracht.
- ist zugelassen für die Behandlung der leichten bis mittelgradigen Demenz vom Alzheimer-Typ.

Es gibt Hinweise auf die Wirksamkeit von Donepezil auch in fortgeschritteneren Krankheitsstadien. Der Einsatz in diesen Krankheitsphasen ist aber dennoch eine Off-Label-Verordnung (▸ Glossar).

Dosierung

- *Beginn der Behandlung:* im ersten Monat 2,5–5 mg/Tag abends
- *nach mindestens einmonatiger Behandlung:* Erhöhung auf 10 mg/Tag möglich

Mein persönliches Fazit
Donepezil verwende ich insbesondere bei schweren Krankheitsverläufen.

Rivastigmin

Rivastigmin

- ist ein Antidementivum aus der Klasse der Acetylcholinesterasehemmer.
- wurde als Exelon® patentiert und eingeführt.
- ist als Kapsel, Lösung oder Pflaster erhältlich.
- ist neben der Behandlung des Morbus Alzheimer auch für die Behandlung von Demenzen im Rahmen einer Parkinson-Erkrankung geeignet.

Rivastigmin stand lange Zeit ausschließlich in Kapselform zur Verfügung. Inzwischen gibt es auch ein Pflaster, das den Wirkstoff durch die Haut abgibt. Das Pflaster gilt als gleich wirksam, aber besser verträglich.

Dosierung

Kapseln

- *in den ersten zwei Wochen:* 1,5-0-1,5 mg
- *dritte und vierte Woche (bei guter Verträglichkeit):* 3-0-3 mg
- *alle zwei Wochen:* Steigerung jeweils um 2 × 1,5 mg möglich
- *wirksame Zieldosis:* zwischen 3-0-3 mg und 6-0-6 mg

Wenn die Behandlung länger als einige Tage unterbrochen wurde, ist der Wiederbeginn mit 1,5-0-1,5 mg und anschließender Dosistitration notwendig.

Pflaster

- Im ersten Monat verschreibt man die Pflaster zu 4,6 mg/Tag.
- Bei guter Verträglichkeit kann man ab dem zweiten Monat die Pflaster zu 9,5 mg/Tag verschreiben. Dabei bleibt man dann.

Bei der Verwendung von Pflastern kommt es seltener zu *gastrointestinalen Nebenwirkungen* als bei Kapseln.

Mein persönliches Fazit

Die Applikationsart als Pflaster stellt ein Alleinstellungsmerkmal gegenüber den anderen Antidementiva dar. Die Pflaster können gerade bei Patienten mit Schluckbeschwerden sehr praktisch sein. Darüber hinaus ist es aufgrund seiner Zulassung das Medikament der ersten Wahl zur Therapie der Parkinson-Demenz.

Memantin

Memantin

- ist das einzige Antidementivum aus der Klasse der NMDA-Antagonisten.
- wurde unter dem Namen Axura® auf den Markt gebracht.
- ist in Deutschland zugelassen für die Behandlung der mittelgradigen bis schweren Demenz vom Alzheimer-Typ.

Eine Zulassung für die leichte Demenz besteht für Memantin nicht. Insgesamt ist die Wirksamkeit von Memantin bei der moderaten bis schweren Alzheimer-Demenz gering, aber nachweisbar. Aufgrund der fehlenden zugelassenen pharmakologischen Alternativen und der besonderen Schwere der Betreuungssituation von Patienten mit moderater bis schwerer Alzheimer-Demenz kommt der Behandlung mit Memantin bei diesen Patienten jedoch eine Bedeutung zu.

Dosierung

Die Dosierung ist einfach und durch die speziellen Starterpakete unmissverständlich:

- *erste Woche:* 5-0-0 mg
- *zweite Woche:* 10-0-0 mg
- *dritte Woche:* 15-0-0 mg
- *ab der vierten Woche:* 20-0-0 mg

Bei schlechter Verträglichkeit kann die Aufdosierung langsamer erfolgen. Die Zieldosis beträgt 20 mg/Tag.

Mein persönliches Fazit

Memantin ist nicht für leichte Demenzformen, aber für mittelgradige bis schwere Demenzen zugelassen. Da diese gerade in der Klinik besonders häufig vorkommen, hat es für mich einen besonderen Stellenwert.

Weblink

S3-Leitlinie »Demenzen« (Stand: 1. Revision, August 2015): www.dgppn.de/fileadmin/user_upload/_medien/download/pdf/kurzversion-leitlinien/REV_S3-leiltlinie-demenzen.pdf

10.4.5 Nebenwirkungen

Im Allgemeinen werden Antidementiva recht gut vertragen. Die häufigsten Nebenwirkungen sind Erbrechen, Übelkeit, Schwindel, Appetitlosigkeit, Diarrhoe und Kopfschmerzen. Diese sind oft vorübergehend und können durch eine langsame Aufdosierung oder Einnahme der Medikation zum Essen häufig vermieden werden.

Da Acetylcholin auch am Herzen wirkt, ist im Fall der Acetylcholinesterasehemmer mit Bradykardien und in deren Folge mit gehäuften Synkopen zu rechnen. Dies zeigte sich auch in größeren Studien.

Wird ein Acetylcholinesterasehemmer nicht gut vertragen, kann man einen Therapieversuch mit einem anderen Wirkstoff derselben Gruppe unternehmen.

11 Notfälle

Eine zügige und wirksame Behandlung eines psychiatrischen Notfalls wendet Gefahren für Patienten und Behandlungsteam ab. Voraussetzung dafür ist eine möglichst treffsichere diagnostische Zuordnung.
Dieses Kapitel beschreibt einfache medikamentöse Interventionen in häufig auftretenden Notfallsituationen.

11.1 Pharmakotherapie des Erregungszustandes

Generelle Empfehlungen

- Zunächst sollten nichtpharmakologische Interventionen (beruhigendes Gespräch, Reizabschirmung etc.) versucht werden.
- Auch im Notfall sollte immer eine möglichst spezifische, ursächliche Behandlung der verursachenden Krankheit angestrebt werden.
- Der Patient soll soweit als möglich in die Wahl des Präparates und die Wahl des Applikationsweges einbezogen werden.
- Eine orale Einnahme ist einer intramuskulären Injektion zu bevorzugen.
- Eine sedierende Medikation soll gegeben werden, um den Patienten zu beruhigen, nicht, um Schlaf auszulösen.

Eben war alles noch ganz ruhig: Plötzlich steht ein Patient auf dem Flur, schreit jemanden an, wirkt bedrohlich und gefährlich. Das ist in jeder allgemeinmedizinischen Notaufnahme häufig, ein immer wieder vorkommender Grund für Einsätze des Rettungsdienstes, und auch in der psychiatrischen Behandlung kommt er regelmäßig vor: der Erregungszustand. Ein kompetenter Umgang hiermit ist erforderlich für eine möglichst große Sicherheit für Personal und Patienten.

Das leitende Prinzip in allen diesen Situationen sollte stets die *Deeskalation* sein. Was auch immer geeignet ist, die Situation zu entschärfen, soll versucht werden. Das kann oft ein *ruhiges Gespräch* sein, um zu erfahren, warum der Patient so angespannt ist. Manchmal kann es reichen, den Patienten eine Zigarette rauchen zu lassen und ihm etwas Luft zu lassen.

Ist all dies nicht ausreichend, kann es notwendig sein, auch ein Medikament zu geben. Allerdings ist nicht in jeder Situation, die mit äußerer Erregung einhergeht, die gleiche Medikation angemessen: Ein Patient in einer akuten Psychose, der von großer Angst getrieben ist, beruhigt sich vielleicht am ehesten mit einer Kombination aus Haloperidol und Diazepam. Ein Parkinson-Patient mit einer psychotischen Krise unter Dopaminagonisten würde von Haloperidol in eine schwere Bewegungskrise getrieben werden. Bei einem postoperativen Delir sollte man möglichst wenig Benzodiazepine geben.

Ist eine Hypoglykämie die Ursache für einen Verwirrtheitszustand, der in eine Agitation mündet, würde jede Sedierung ohne gleichzeitige ursächliche Therapie die Gefahr nur verdecken und könnte schlimmstenfalls zum Tod aufgrund der Hypoglykämie führen. Daher ist es erforderlich, sich eine möglichst gute Grundlage für eine *Arbeitsdiagnose* zu schaffen.

Häufig kann man jedoch die Ursache für den Erregungszustand nicht eindeutig diagnostizieren. Dann muss man aus dem Gesamtzusammenhang heraus die wahrscheinlichste aller Ursachen als Arbeitsgrundlage nehmen. Einige Kennzeichen wie ein Geruch nach Alkohol oder ein wirrer Gedankengang sind oft richtungsweisend.

Manchmal kann man erst nach einer beruhigenden Medikation eine vollständige Untersuchung des körperlichen Befundes und des psychopathologischen Befundes durchführen.
In der Regel ist die beste Therapie eines Erregungszustandes die *ursächliche Behandlung der zugrunde liegenden Erkrankung.* In diesem Kapitel kann nun nicht auf alle spezifischen Erkrankungen eingegangen werden. Es soll ein Überblick über die typischen Möglichkeiten in der Akutsituation gegeben werden.
Entscheidend für die Wahl einer Medikation kann unter anderem auch sein, welche Applikationsform in der aktuellen Situation möglich ist. Nimmt der Patient die angebotene Medizin freiwillig ein, stehen alle Optionen zur Verfügung. Ist eine Zwangsmedikation erforderlich, fallen viele Optionen weg.
Im psychiatrischen Notfall wird meist ein *Medikament* aus einer der drei Medikamentengruppen

- klassisches Neuroleptikum,
- atypisches Neuroleptikum oder
- Benzodiazepin

verordnet. Bei den **Applikationswegen** kommen in Betracht

- Tabletten, Schmelztabletten oder Tropfen,
- intramuskuläre und
- intravenöse Injektion.

Die amerikanische Gesellschaft für Notfallpsychiatrie hat ein *Konsensuspapier* vorgestellt, das sehr praxisnah das Vorgehen in Abhängigkeit von der vorläufigen diagnostischen Einschätzung beschreibt und wirklich lesenswert ist (Wilson et al. 2012). Auch der deutschsprachige Artikel von Messer et al. 2015 ist sehr empfehlenswert.
Im Folgenden beschreibe ich einige typische Situationen und mögliche Handlungswege.

Agitation durch Drogenintoxikation

Vor allem bei *Intoxikationen mit Amphetaminen und anderen Stimulanzien* sind Benzodiazepine das Mittel der Wahl. 1 bis 2,5 mg **Lorazepam**, gegebenenfalls nach 20 Minuten eine zweite Dosis, helfen zuverlässig. Sind *psychotische Symptome* vorhanden, sollte man ein atypisches Antipsychotikum ergänzen, z. B. 200 bis 400 mg **Amisulprid** oder 10 mg **Olanzapin**.

Agitation im Rahmen eines Delirs

Ein Delir ist durch eine fluktuierende Orientierungsstörung, die sich innerhalb von wenigen Stunden bis Tagen entwickelt, gekennzeichnet. Die Vigilanz kann im Delir reduziert sein, das Bewusstsein bleibt erhalten. Manchmal treten optische Halluzinationen hinzu. Ein Delir kann unterschiedliche Ursachen haben.
Am häufigsten dürften die *Entzugsdelirien* sein, z. B. Alkohol- oder Benzodiazepin-Entzugsdelirien. In diesen Fällen hilft die Gabe von **Benzodiazepinen** oder **Clomethiazol**.
Delirien können auch infolge einer *Intoxikation* auftreten. Diese Delirien sind oft selbstlimitierend. Erforderlichenfalls kann **Haloperidol** in niedriger Dosis gegeben werden.
Delirien können aufgrund *einer akuten körperlichen Erkrankung* auftreten, beispielsweise aufgrund von Luftnot, Hypoglykämie, Elektrolytverschiebungen, fieberhaften Infekten, Medikamentennebenwirkungen. In diesen Fällen kann nur eine zügige, entschiedene, ursächliche Therapie weiterhelfen.

Agitation im Rahmen eines Alkoholrausches

Handelt es sich um eine Erregung aufgrund einer *Alkoholintoxikation*, sollte man mit sedierenden Medikamenten sehr zurückhaltend sein, da sie in Kombination mit Alkohol eine atemdepressive Wirkung verursachen können. Vor allem Benzodiazepine und Clomethiazol sind hier gefährlich.

Wenn die Situation eine *Sedierung* erforderlich macht, ist **Haloperidol** geeignet, z. B. wirken 5 bis 10 mg oral schnell und sind recht sicher verträglich. Aufgrund von vital bedrohlichen Herzrhythmusstörungen darf Haloperidol nicht mehr intravenös verabreicht werden. Alternativ ist Benperidol i. v. verfügbar, hier werden 2 bis 4 mg verabreicht. Aus der Tatsache, dass es zu Benperidol i. v. noch keine Warnmeldung gibt, kann allerdings nicht geschlossen werden, dass es nicht auch mit einer erhöhten Gefahr einhergeht. Bei der Gefahr gehäufter Herzrhythmusstörungen könnte es sich um einen Klasseneffekt der Butyrophenone handeln.

Der psychotische Erregungszustand

Die ursächliche Therapie im Rahmen eines psychotischen Erregungszustandes ist die Verabreichung eines Neuroleptikums. In den letzten Jahrzehnten wurde in dieser Indikation zumeist 5 bis 10 mg **Haloperidol** eingesetzt, das sehr verlässlich wirkt. Früher wurde dies auch intravenös gegeben, jetzt sind in Amerika nur noch die orale und die intramuskuläre Gabe erlaubt. Inzwischen geben immer mehr Ärzte auch 2 bis 4 mg **Risperidon** als Quicklet, ebenfalls mit recht sicherer Wirkung bei im Vergleich zu Haloperidol besserer Verträglichkeit.
Für die intramuskuläre Injektion stehen **Olanzapin**, **Ziprasidon** und **Aripiprazol** zur Verfügung, die Studienlage zumindest zum Olanzapin in Akutsituationen ist vielversprechend.

Agitation unklarer Ursache

Bei allem Bemühen um eine frühe diagnostische Zuordnung gibt es Situationen, in denen eine sichere diagnostische Zuordnung nicht sofort möglich ist, und die dennoch eine zügige Intervention erfordern. Hier sind **Benzodiazepine** die Mittel der ersten Wahl. Gibt es Hinweise auf *psychotische Symptome*, sollte ein **Neuroleptikum** ergänzt werden.

Literatur

Messer T et al. Pharmakotherapie von psychiatrischen Akut- und Notfallsituationen. Nervenarzt 2015; 86: 1097–110.

Wilson M et al. The psychopharmacology of agitation: consensus statement of the american association for emergency psychiatry Project Beta psychopharmacology workgroup. West Emerg Med 2012; 13: 26–34.

11.2 Suizidalität

- Suizidalität kann bei vielen psychiatrischen Erkrankungen auftreten.
- Die Behandlung der Suizidalität ist nicht primär medikamentös. Wichtig sind geeignete und sichere stationäre Rahmenbedingungen der Behandlung, eine engmaschige persönliche Betreuung, menschliche Zuwendung und eine sofortige Behandlung der Grunderkrankung.
- Die Gabe eines sedierenden Medikaments wie Lorazepam oder Diazepam kann helfen, die Zeit einer suizidalen Krise zu überbrücken.

Gerade bei depressiven Patienten sind Suizidgedanken sehr häufig und gefährlich. Der Einsatz von Antidepressiva kann diese Gedanken sogar noch verstärken. Es gilt als eine klassische Beobachtung, dass etwa zwei Wochen nach dem Beginn einer Behandlung mit antidepressiven Medikamenten einige Patienten eine deutliche Zunahme der inneren Unruhe verspüren und in dieser Phase besonders starke Suizidgedanken haben. Gleichzeitig ist die depressive Symptomatik oft noch nicht wirksam abgeklungen, weil die stimmungsaufhellende Wirkung des Antidepressivums noch nicht eingesetzt hat.

Eine Vielzahl von Maßnahmen ist hier zu beachten. Pharmakopsychiatrisch hat es sich bewährt, den Einsatz von Benzodiazepinen zu prüfen. Die begleitende Gabe von Lorazepam oder Diazepam kann die von den Antidepressiva verursachte innere Unruhe mildern und so etwas dazu beitragen, die Zwischenzeit, bis sich die Stimmung aufhellt, besser zu überstehen. Auch gehen mit der Einnahme von Benzodiazepinen oft eine Angstlinderung sowie eine gewisse Distanzierung von den Sorgen einher. Beides kann helfen, die Krise besser zu überstehen. Eine ursächliche Therapie ist die Verordnung von Benzodiazepinen natürlich nicht.

Suizidale Gedanken bei Therapie mit SSRI

Die 45-jährige Frau S. leidet seit fünf Jahren an einer rezidivierenden Depression. Sie wird stationär behandelt, macht Einzelpsychotherapie, nimmt an einer Depressionsgruppe, an Sport- und Ergotherapie teil. Medikamentös erhält sie 40 mg Citalopram pro Tag. Zwei Wochen nach Beginn der Medikation kommt es zu einer starken inneren Unruhe. Sie berichtet, dass sie kaum wisse, »wohin mit sich«, sie sei rastlos und getrieben. Zusätzlich drängten sich ihr immer öfter Gedanken an den Tod auf, auch wenn diese ihr »eigentlich ganz fremd« seien. Vorübergehend wird Lorazepam 0,5-0,5-0,5-1 mg verordnet, was Frau S. hilft, wieder etwas besser zur Ruhe zu kommen. Nach vier Wochen zeigt sich eine durchgreifende Stimmungsverbesserung, Lorazepam wird täglich um 0,5 mg reduziert. Nach sechs Wochen geht sie frei von Benzodiazepinen in wesentlich gebessertem Befinden nach Hause, kurz darauf nimmt sie ihre Arbeit wieder auf.

12 Medikamentenwechselwirkungen

Medikamentenwechselwirkungen können gefährlich sein. Es ist erforderlich, wichtige und häufig vorkommende Interaktionsmuster zu kennen und zu berücksichtigen. Dabei sind manche Wechselwirkungen so kompliziert, dass man sie am ehesten durch jahrelange Erfahrung und gute oberärztliche Supervision erlernt. Auch klinische Visiten durch Pharmakologen haben sich bewährt.
Darüber hinaus ist es nötig, für sich selbst einen Weg zu finden, Medikamentenwechselwirkungen im Einzelfall zu klären.

> Einmal behandelte ich eine Patientin, die genau 23 verschiedene Medikamente verordnet bekam. In einem solchen Fall brauche ich kein Programm zur Interaktionsanalyse, um zu sehen, dass es besser ist, so viele Substanzen wie möglich abzusetzen.

Aber natürlich gibt es zahlreiche Fälle, in denen eine Kombination aus verschiedenen Substanzen erforderlich ist. Dann ist es wichtig zu wissen, ob sich die Mittel auch miteinander vertragen. Einige wichtige Wechselwirkungen von häufig verwendeten Medikamenten sollte man sich merken, um so die wichtigsten Fehler zu vermeiden.

Enzyminduktion

Man kann sich leicht merken, dass **Carbamazepin** ein Enzyminduktor ist, der die Plasmaspiegel vieler anderer gleichzeitig gegebener Medikamente, auch vieler Neuroleptika, reduziert.

Enzyminhibition

Valproinsäure ist im Gegensatz dazu ein Enzyminhibitor, das heißt, sie hemmt den Abbau vieler in der Leber metabolisierter Medikamente. Dies führt zu erhöhten Blutspiegeln dieser Substanzen und damit häufig zu vermehrten Nebenwirkungen.

Aber da gibt es so viel mehr…

Mit diesem Buch möchte ich Ihnen einen Einstieg in die Psychopharmakologie ermöglichen. Aus diesem Grund verzichte ich oft auf eine ganz ausführliche Darstellung von Nebenwirkungen und auch Wechselwirkungen und nenne nur die häufigsten und wichtigsten. Das entbindet Sie als den verordnenden Arzt aber nicht von der Aufgabe, sich auch über genau diese Nebenwirkungen und Wechselwirkungen zu informieren. Beliebt sind hier Internetplattformen mit monatlicher Grundgebühr, wie www.mediq.ch. Diese Seite ist sehr gut, aber auf die Dauer teuer.
Weitaus eleganter ist es natürlich, das Smartphone zu zücken und mit einer App mal eben nachzusehen, was miteinander wie interagiert.
Zum Beispiel die App »**Arznei aktuell**« (▶ Link unten). Die App informiert wie die Rote Liste (www.rote-liste.de) über Medikamente, Darreichungsformen, Packungsgrößen, Preise und so weiter. Per einmaligem In-App-Kauf von 8,99 € lässt sich ein Modul freischalten, dass Wechselwirkungen prüft. Dieses Modul funktioniert sehr gut. Man kann mehrere Substanzen eingeben und die App meldet in klar verständlicher Form, welche Interaktion zu erwarten ist, auf welchem Mechanismus diese beruht und was man dagegen tun kann (pharmakologischer Effekt, Mechanismus, Maßnahmen, Diskussion, Literatur).

Weblink

www.ifap.de/mobile-loesungen

Glossar

Anterograde Amnesie Eine Erinnerungslücke für Dinge, die nach dem auslösenden Ereignis stattfinden, z. B. *nach* einem Unfall oder *nach* der Drogeneinnahme.

Augmentation = »Verstärkung« Eine antidepressive Medikation (Citalopram, Venlafaxin etc.) kann beispielsweise durch Lithium augmentiert, also verstärkt werden.

BfArM Bundesinstitut für Arzneimittel und Medizinprodukte. Das BfArM ist für die Zulassung von Medikamenten und Arzneimitteln zuständig. Es erfasst und bewertet Risiken von Medizinprodukten, überwacht den Verkehr von Betäubungsmitteln, berät die Bundesregierung und übernimmt Forschungsaufgaben. Das BfArM hat seinen Sitz in Bonn und beschäftigt etwa 1 050 Mitarbeiter.

cCT = craniale Computertomographie Schichtweise Röntgenuntersuchung des Kopfes, die Hinweise auf strukturelle Veränderungen im Gehirn gibt, vor allem Tumoren, Blutungen, Verletzungen, Fehlbildungen etc. Eine cCT geht mit einer Röntgenstrahlenbelastung einher und hat eine niedrigere räumliche Auflösung als die craniale Magnetresonanztomographie.

cMRT = craniale Magnetresonanztomographie Sie kommt ohne Röntgenstrahlung aus, da sie die vom Gewebe hervorgerufenen Veränderungen eines Magnetfeldes misst, das während der Untersuchung angelegt wird. Sie liefert höher aufgelöste Bilder als die craniale Computertomographie (cCT). Eine MRT ist nicht überall verfügbar und teurer als eine cCT.

DDD = »defined daily dose« = definierte Tagesdosis Dies ist ein Maß, das verwendet wird, um einen Vergleich zu schaffen, wie häufig ein Medikament verschrieben wird. Dabei wird eine vernünftige Menge einer typischen Tagesdosis festgelegt, für Olanzapin sind z. B. 10 mg festgelegt, für Citalopram 20 mg, für Haloperidol 8 mg. Eine vollständige Auflistung findet sich unter www.dimdi.de/dynamic/de/klassi/downloadcenter/atcddd/version2015.

Dermatozoenwahn Krankhafte und nicht reale Vorstellung, kleine Tierchen seien in oder unter der Haut. Die Betroffenen bringen oft kleine Dosen oder Gefäße mit, in denen Hautschuppen liegen, von denen sie behaupten, hier einige Exemplare abgeschabt und gewonnen zu haben. Der Dermatozoenwahn kommt häufiger im Alter vor, seltener bei Amphetaminabhängigen. Therapeutisch versucht man Neuroleptika, was bei den Amphetaminabhängigen regelmäßig gut, im Alter oft weniger gut anspricht.

Enantiomere Hierbei handelt es sich um zwei Molekülvarianten eines Stoffes, die sich wie die linke Hand zur rechten Hand verhalten. Legen Sie einmal beide Hände übereinander, jeweils mit der Handinnenfläche nach unten. Sie sind nicht gleich. Sie sind nur spiegelbildlich. Genau so kommen die meisten Moleküle in der Natur vor. Nicht selten hat nur eine der Varianten eine chemische Wirkung. Stellen Sie sich einen Rezeptor diesbezüglich wie einen Handschuh vor. In einen linken Handschuh passt auch nur eine linke Hand. Genauso verhält es sich mit den beiden Molekülen, die im Citalopram enthalten sind: Citalopram ist eine Mischung aus gleichen Teilen S-(+)-Citalopram und R-(–)-Citalopram. Das wirksame Enantiomer ist das S-(+)-Citalopram, getauft auf den handlicheren Namen Escitalopram. Nur dieses entfaltet die gewünschten Wirkungen.

EPMS = extrapyramidalmotorische Störungen Steifigkeit der Muskeln, erhöhter Muskeltonus, reduzierte lockere Bewegungsfähigkeit der Arme und Beine, ein Gangbild, das im Extremfall an den steifen Gang eines Teddybären erinnert. EPMS sind mögliche Nebenwirkungen der Dopaminrezeptorblockade durch typische Neuroleptika.

Exsikkose Aus dem Lateinischen *ex* »aus« und *siccus* »trocken«. Die ICD-10-Diagnose lautet E86: Volumenmangel.

First-Pass-Effekt Jede Substanz, die über Venen in die Blutbahn gelangt, passiert notwendigerweise einmal die Leber, bevor sie auf arteriellem Wege beispielsweise ins Gehirn gelangt. Die Leber eliminiert aber einen großen Teil der zugeführten Substanz bereits beim ersten Durchgang. Diese hohe erste Elimination durch die Leber, noch bevor ein Wirkstoff zum ersten Mal an seinem Zielorgan ankommt, heißt First-Pass-Effekt.
Inhalierte Substanzen kommen durch die Lunge in die Blutbahn und nach dem Herzen direkt in die Erfolgsorgane, also ohne die Leber zu passieren und damit ohne First-Pass-Effekt.

Hochpotente Neuroleptika Sie wirken gegen Wahn und Halluzinationen. Sie müssen keine sedierende Wirkung haben.

IQWiG = Institut für Qualität und Wirtschaftlichkeit im Gesundheitswesen www.iqwig.de

LD_{50} = letale Dosis 50 Die Dosis einer Substanz, deren Verabreichung bei 50 % der Versuchstiere zum Tod führt.

Long-QT-Syndrom Bei diesem Syndrom ist die Erregungsbildung im Herzmuskel gestört. Es ist selten, aber potenziell lebensbedrohlich.

Metaboliten = Abbauprodukte

Negativsymptomatik Unter Negativsymptomatik (Synonyme: Minussymptomatik, Negativsymptome) versteht man all diejenigen Symptome einer Psychose, in denen der Kranke etwas weniger hat als der Gesunde, also Konzentrationsschwäche, Antriebsmangel, Lustlosigkeit, reduzierte Leistungsfähigkeit.

Niederpotente Neuroleptika Chlorprothixen und Promethazin gehören zu den niederpotenten Neuroleptika. Sie wirken sedierend, also beruhigend, aber fast nicht gegen psychotische Symptome.

Off-Label-Verordnung Medikamente werden für bestimmte Krankheitsbilder zugelassen. Citalopram ist z. B. zugelassen zur Behandlung von depressiven Erkrankungen und von Panikstörungen. Die Krankenkasse muss Citalopram daher bezahlen, wenn es bei diesen Krankheitsbildern eingesetzt wird. Oft werden Zulassungsstudien für ein Medikament nur bei den großen und häufigen Krankheitsbildern durchgeführt. Das Medikament wird dann auch nur hierfür zugelassen und das auch meist nur für Erwachsene.
Viele Medikamente entfalten aber auch eine heilsame Wirkung bei Krankheitsbildern, für die sie nicht explizit zugelassen sind, die aber einen ähnlichen Mechanismus der Behandlung brauchen.
So hilft Citalopram erfahrungsgemäß auch bei Zwangserkrankungen. Hierfür ist es aber nicht zugelassen. Der Arzt muss daher zwangskranke Patienten, die er dennoch mit Citalopram behandelt, darüber aufklären, dass dies eine Anwendung außerhalb der formalen Zulassung von Citalopram ist, und er muss besonders gründlich über mögliche Nebenwirkungen aufklären. Die Krankenkasse ist nicht in jedem Falle automatisch verpflichtet, die Kosten zu übernehmen.

Orthostatische Dysregulation Wenn man aus längerem Liegen plötzlich den Oberkörper anhebt oder gar aufsteht, muss der Blutdruck rasch steigen, um den plötzlich so hoch stehenden Kopf noch mit Blut zu versorgen. Das geschieht über eine Ausschüttung von Adrenalin und anderen Katecholaminen. Sind die Adrenalinrezeptoren blockiert, kann die Blutdruckregulation nicht schnell genug erfolgen. Die Folge ist, dass es dem Patienten beim raschen Aufstehen schwarz vor Augen wird. Es hilft, langsam aufzustehen und aus dem Liegen nicht sofort ganz aufzustehen, sondern sich erst einmal auf die Bettkante zu setzen. Die orthostatische Dysregulation, die als Folge einer Medikamentengabe auftritt, verschwindet oft nach ein bis zwei Wochen wieder, da sich die Alpha-Adrenorezeptoren rasch anpassen.

Pharmakodynamik Die Pharmakodynamik beschreibt, was ein Medikament mit dem Körper macht. Welche Effekte verursacht es? Welche Organe, Strukturen und Rezeptoren werden beeinflusst? Die Pharmakodynamik beschreibt Dosis-Wirkungs-Beziehungen, Wirkmechanismen, Wechselwirkungen mit Rezeptoren, Beeinflussung von Enzymaktivitäten, Ionenkanälen, Transportsystemen etc.

Pharmakokinetik Die Pharmakokinetik beschreibt, was der Körper mit einem Medikament macht. Sie beschreibt die Freisetzung, Aufnahme, Verteilung, Metabolisierung und Elimination eines Medikaments.

Polytoxikomanie Missbrauch beziehungsweise Abhängigkeit von mehreren Drogen gleichzeitig, z.B. THC, Amphetaminen und Cocain. Die Polytoxikomanie wird oft unterschieden in einen Typ mit Konsum von Opiaten und einen Typ ohne Konsum von Opiaten.

Positivsymptomatik Unter Positivsymptomatik (Synonyme: Plussymptomatik, Plussymptome) versteht man all diejenigen Symptome einer Psychose, die der Kranke zusätzlich zu dem hat, was ein Gesunder hat, also Wahn, Halluzinationen, Ich-Störungen, Erregungszustände und ähnliche Symptome.

»Rapid cycling« Hierbei handelt es sich um eine Sonderform der Bipolaren Störung, bei der mehr als vier Wechsel zwischen manischen und depressiven Episoden in einem Jahr stattfinden. »Ultra rapid cycling« beschreibt Stimmungsumschwünge innerhalb von wenigen Tagen und »ultradian rapid cycling« (»ultra-ultra rapid cycling«) Umschwünge innerhalb von wenigen Stunden.

Retrograde Amnesie Erinnerungslücke für Dinge, die *vor* dem auslösenden Ereignis stattgefunden haben.

SNRI = »serotonin and noradrenalin reuptake inhibitor« = Serotonin- und Noradrenalin-Wiederaufnahmehemmer Typische Beispiele sind Venlafaxin und Duloxetin. Es handelt sich um eine Gruppe antriebssteigernder Antidepressiva, die auch in der Behandlung von Ängsten und Zwängen eingesetzt werden.

Somatoforme Störung Als »Somatoforme Störung« oder »Somatisierungsstörung« werden körperliche Beschwerden bezeichnet, die sich nicht oder nicht vollständig auf eine organische Erkrankung zurückführen lassen. Dabei stehen neben Allgemeinsymptomen wie Müdigkeit und Erschöpfung Schmerzsymptome an vorderster Stelle, gefolgt von Herz-Kreislauf-Beschwerden, Magen-Darm-Beschwerden, sexuellen und pseudoneurologischen Symptomen.
Hinter der Diagnose einer Somatoformen Störung können sich unterschiedliche Ursachen und Unterformen der Erkrankung verbergen. Somatoforme Beschwerden treten oft kurzzeitig auf, vergehen dann aber wieder von selbst. Wenn aber eine Somatoforme Störung chronisch wird, führt dies oft zu einem erheblichen Leiden, einem beeinträchtigenden Krankheitsbild und einer ausgeprägten depressiven Symptomatik.

SSRI = »selective serotonin reuptake inhibitor« = Selektive Serotonin-Wiederaufnahmehemmer Die klassische Gruppe der neuen Antidepressiva, die durch – wie der Name sagt – eine Hemmung der Wiederaufnahme des Serotonins aus dem synaptischen Spalt dessen Konzentration im synaptischen Spalt erhöht. Dieses löst eine Regulation der Serotoninrezeptoren aus, die der Besserung der Symptome um etwa zwei bis vier Wochen vorausgeht.

Tachyphylaxie Die Tachyphylaxie ist eine Form der Toleranzentwicklung, bei der wiederholte Gaben einer Substanz zu einer Entleerung intrazellulärer Speicher führen, sodass die erneute Gabe der auslösenden Substanz für eine gewisse Zeit keine weitere Freisetzung der Zielsubstanz mehr bewirken kann.

Teratogenität Bestimmte Substanzen und leider auch einige Medikamente sind in der Lage, Schäden beim Embryo auszulösen. Am bekanntesten ist das Medikament Thalidomid (Contergan®), das die bekannten Fehlbildungen der Arme und Beine verursachte. Die Eigenschaft, den Embryo in der Entwicklung zu schädigen und zu Fehlbildungen zu führen, heißt Teratogenität.

Sachverzeichnis

A

B

G

H

I

J

K

L

X

Y

Z

Notfallhilfe bei Schattauer

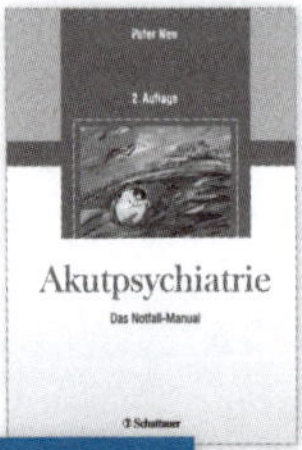

2. AUFLAGE

Peter Neu (Hrsg.)

Akutpsychiatrie

Das Notfall-Manual

Die 2. Auflage des erfolgreichen Praxisleitfadens ist direkt auf die Situation des aufnehmenden Arztes zugeschnitten und erläutert u. a. konkrete Handlungsstrategien für Sofortmaßnahmen bei psychiatrischen Syndromen.

2., überarb. Aufl. 2011. 245 Seiten, 8 Abb., 30 Tab., kart.
€ 34,99 (D) / € 36,– (A) | ISBN 978-3-7945-2805-9

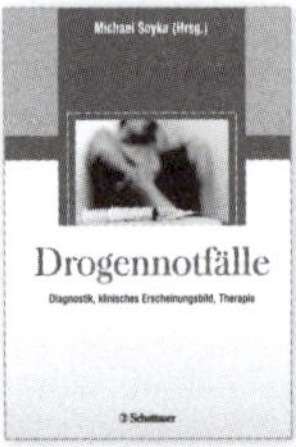

Michael Soyka

Drogennotfälle

Diagnostik, klinisches Erscheinungsbild, Therapie

Ausgerichtet auf den klinischen Alltag liefert dieser Leitfaden kompaktes Wissen für die schnelle und sichere Versorgung von Patienten mit Substanzmissbrauch.

2010. 288 Seiten, 16 Abb., 44 Tab., kart.
€ 39,99 (D) / € 41,20 (A) | ISBN 978-3-7945-2595-9

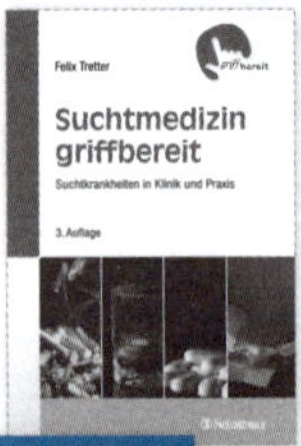

3. AUFLAGE

Felix Tretter (Hrsg.)

Suchtmedizin griffbereit

griffbereit

Suchtkrankheiten in Klinik und Praxis

Die vollständig aktualisierte Neuauflage bietet allen in Klinik und Praxis tätigen Ärzten eine profunde Basis und praxiserprobtes Wissen für den professionellen Umgang mit suchtkranken Patienten.

Reihe *griff*bereit
3., vollst. aktual. u. erw. Aufl. 2016. 320 Seiten, 53 Abb., 120 Tab., kart.
€ 44,99 (D) / € 46,30 (A) | ISBN 978-3-7945-3162-2

Irrtum und Preisänderungen vorbehalten

Schattauer www.schattauer.de